AF590022

# TEMPÉRAMENT

## PHYSIQUE ET MORAL

# DE LA FEMME

PAR

H.-F. DELAUNAY DE FONTENAY

MEMBRE TITULAIRE CORRESPONDANT DE L'INSTITUT BRITANNIQUE
DU GÉNIE UNIVERSEL, LAURÉAT DE L'ACADÉMIE DES SCIENCES
D'INDRE-ET-LOIRE, ETC., ETC.

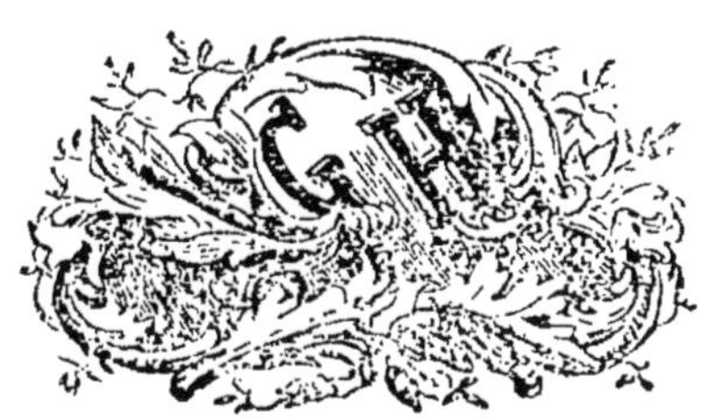

PARIS
LIBRAIRIE MODERNE
10, BOULEVARD DE SÉBASTOPOL (RIVE GAUCHE)
GUSTAVE HAVARD, ÉDITEUR

1862

# TEMPÉRAMENT

## PHYSIQUE ET MORAL

# DE LA FEMME.

CAEN. — TYP. GOUSSIAUME DE LAPORTE.

A

# Louis JOURDAN.

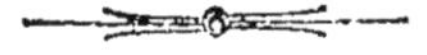

Cher Maître,

Vous m'avez encouragé de votre bienveillance, soutenu de vos conseils. Je vous devais les prémices de mes travaux et j'acquitte une dette d'honneur en inscrivant votre nom sur la première page de mon premier livre.

Peut-être trouvera-t-on que payer de la sorte ses dettes, c'est en contracter de nouvelles : ce n'est pas moi qui m'en défendrai ; ce n'est pas vous qui vous en plaindrez, je vous sais trop généreux.

Passez-moi cet éloge : il n'est là que pour mon excuse.

Agréez, cher maître, l'expression de mon dévouement le plus sincère.

H.-F. DELAUNAY de FONTENAY.

Paris, le 1er Novembre 1861.

DU

# TEMPÉRAMENT PHYSIQUE ET MORAL

# DE LA FEMME.

## PRÉFACE.

Ceci n'est qu'une esquisse.

— Quoi qu'il en soit, voilà un titre bien ambitieux, et il faut posséder une bien haute dose de science, d'expérience ou de présomption pour prétendre le justifier. —

Telle sera sans doute, lecteur bienveillant, la première réflexion que vous vous ferez en ouvrant ce livre.

Ai-je la sience nécessaire? — J'en doute. Cependant je puis affirmer que cette étude m'a coûté quelques veilles et assez de recherches. Mais c'est un point dont le public s'inquiète peu ; aussi me suis-je abstenu de grossir ce livre de notes érudites et de pièces justificatives. Notre époque a la manie des notes : un livre sans notes, c'est un mets sans sel; bientôt vous verrez des ouvrages qui se composeront uniquement de notes. Peu de gens d'ailleurs les lisent, parce que généralement on suppose, au contraire des écrivains, que la note doit admettre ce qui est indigne du texte. Les pièces justificatives, en même temps qu'elles vous posent dans l'esprit de certains lecteurs naïfs, font l'affaire des imprimeurs. Ma foi, tant pis pour les naïfs et les imprimeurs, je n'écrirai pas de pièces justificatives !

Ai-je assez d'expérience? — Je n'en sais rien. J'ai encore des cheveux, je l'avoue humblement ; aussi n'ai-je pas la prétention d'avoir tout vu, tout éprouvé, tout souffert, tout compris. Mais je suis convaincu que le temps n'est pas la grande affaire dans l'observation : l'attention et la suite dans les expériences font plus que tout le reste.

Ai-je assez de présomption? — Oui, lecteur; et j'aurais beau me défendre sur ce point que vous n'en garderiez pas moins votre opinion.

C'est vraiment une rude besogne que j'ai entreprise là. Le moyen de dire du nouveau sur un sujet qui exerce tous les écrivains depuis l'invention de l'écriture? J'avais à ma disposition plus de matériaux qu'il n'en faudrait pour emplir une bibliothèque de cinquante mille volumes. Le difficile n'était donc pas de construire, mais de choisir dans cet immense chantier les pièces que j'allais mettre en œuvre.

Je fais deux classes des livres qu'on a écrits jusqu'à présent sur la femme.

Dans la première catégorie, il faut ranger tous ceux qui appartiennent aux littérateurs de tous les temps et de tous les lieux : elle comprend environ les quatre-vingt-dix-neuf centièmes de la totalité des ouvrages composés sur ce sujet. N'y cherchez pas de méthode, vous n'y trouverez la plupart du temps que des pointes, de l'intrigue ou de la fantaisie. Malheureusement on goûte beaucoup ces choses-là ; la pointe c'est de la verve et de l'esprit, l'intrigue du drame, la fantaisie de la grâce et de l'imagination. A ce compte, vous ne trouverez ni verve, ni esprit, ni drame, ni grâce dans cette étude, parce qu'elle est..... sérieuse. Ma critique serait injuste si elle n'admettait pas d'exception; il y a des romanciers qui ont écrit d'excellentes choses sur la femme, des choses très-sérieuses et d'une haute portée. On les connaît et je ne citerai que Balzac. M. Michelet a publié ces dernières années de beaux livres là-dessus; l'*Amour* même m'a paru trop beau. M. Proudhon pèche par le défaut contraire.

A la deuxième catégorie, il faut rattacher les livres écrits par les penseurs qui ont vu dans la nature de la femme un problème à la fois moral et scientifique. Je n'en connais qu'un, c'est celui de Roussel. Je ne parle pas de ceux que les médecins ont publiés depuis cinquante ans; j'en sais d'excellents; mais leur point de vue, nécessairement restreint, se borne à des aperçus physiologiques et à des prescriptions d'hygiène. Roussel écrivit le *Système physique et moral de la femme* à une époque où la physiologie s'était à peine débarrassée de ses langes et où on était dans l'ignorance la plus absolue sur le phénomène si important que les belles recherches et les découvertes du docteur Pouchet ont éclairci ; on n'avait pas fait l'analyse chimique du sang, ni des gaz expirés, on devait attendre près de soixante ans encore la *Théorie positive de l'ovulation spontanée* (1). La première partie du travail de Roussel ne peut donc avoir maintenant qu'une valeur historique. La seconde manque de méthode et de rigueur ; le savant y redevient homme du monde et rentre dans la foule des auteurs spirituels dont je parlais tout à l'heure.

Il va sans dire que je serais plus jaloux d'inscrire mon livre dans la seconde que dans la première catégorie.

H. de Balzac, M. Proudhon et M. Michelet ont étudié la femme en tenant compte du

(1) C'est le titre de l'ouvrage de M. Pouchet.

milieu dans lequel elle vit : c'est la femme de notre époque, de notre civilisation, la femme d'Europe, la femme chrétienne qu'ils ont voulu peindre ; c'est une étude morale et sociale qu'ils ont faite. Au-dessus de cette femme, il y a la femme, comme au-dessus de l'espèce il y a le genre, la femme de tous les temps, de tous les pays, de toutes les contrées, de toutes les conditions. C'est le type idéal auquel je me suis attaché, en le dégageant des accessoires qui le compliquent et le modifient. Vous trouverez donc ici une étude physiologique et psychologique sans acception de temps ni de lieux.

Une idée que je crois très-féconde, et dont il faut reporter la gloire au grand Geoffroy-Saint-Hilaire, domine tout ce travail. Dans la nature tous les êtres s'enchaînent : le minéral, le végétal, l'animal, l'homme sont autant de formules qui dérivent les unes des autres. L'homme étant la dernière et la plus générale doit les comprendre toutes ; c'est un microcosme, qu'on me pardonne ce mot barbare, c'est un abrégé des merveilles de l'univers. Trouver le lien mystérieux qui, dans l'homme, rattache tous ces éléments pour en former une si parfaite unité ; montrer les rapports du minéral et du végétal, comment le végétal prépare l'animal, comment, à son tour, l'être moral procède de l'animal, renouer la physique et la physiologie, la physiologie et la psychologie : tel est le but général que j'ai poursuivi.

En essayant d'appliquer ce grand principe, je me suis aperçu qu'on introduisait dans la psychologie un élément tout nouveau, qu'elle empruntait à la physiologie cette précision presque mathématique, cette méthode rationnelle qu'on ne rencontre que dans les sciences naturelles, et j'ai cru que ce travail obtiendrait un succès suffisant si, publié, il inspirait à de plus habiles que moi l'idée de réaliser ce progrès.

J'ai tâché d'être clair et concis ; j'ai omis tout ce qui n'était pas essentiel. Je hais les gros livres : car la plupart disent beaucoup et apprennent peu.

# PREMIÈRE PARTIE.

# DU TEMPÉRAMENT PHYSIQUE DE LA FEMME.

## CHAPITRE Ier.

### DU TEMPÉRAMENT EN GÉNÉRAL.

§ I. Principes de la classification des tempéraments. — § II. Tempérament sanguin. — § III. Tempérament nerveux. — § IV. Diversité des tempéraments.

### § I.

#### Principes de la classification des tempéraments.

On peut définir d'une manière générale le tempérament d'un individu : *La proportion relative dans laquelle sont combinés les éléments qui le constituent.* Un exemple va faire entendre cette définition.

Il y a une certaine hiérarchie dans l'organisation

des animaux : les organes se subordonnent les uns aux autres et se complètent réciproquement. Or, chez les individus d'une même classe, cette hiérarchie, quoique invariable dans l'ensemble, peut se modifier dans les détails. Ainsi, chez tous les genres de la classe des mammifères, il y a une série d'organes principaux qui semblent destinés à régir tous les autres, tels que le cœur, le cerveau, les poumons, etc... Mais, si ces organes conservent invariablement leur suprématie, il faut reconnaître que chez tous les individus chacun d'eux n'exerce pas toujours la même influence, et que l'efficacité de son influence varie avec le développement qu'il prend. De là résulte la diversité des tempéraments.

Ceci posé, la méthode à suivre pour classer les tempéraments me semble nettement indiquée : on étudiera l'économie, on groupera en autant de systèmes qu'il y aura lieu les organes qui la composent. On comptera autant de tempéraments qu'il y aura de systèmes d'organes.

Il n'y a dans l'animal, à considérer les choses au point de vue le plus général, que deux grands appareils, c'est-à-dire deux systèmes d'organes. Le premier préside à la *vie végétale* et est composé de l'ensemble des organes qui opèrent la nutrition et la génération ; le second préside à la *vie animale*, appelée aussi *vie de relation*, c'est le système nerveux auquel on rattache le squelette et les muscles. Réfléchissez-y, vous verrez qu'il n'y a pas, qu'il ne peut y avoir dans l'économie un organe qui ne rentre dans l'un de ces deux groupes, puisque tous les organes ont pour but soit de nourrir ou de reproduire l'animal, soit de le mettre en rapport avec les êtres qui l'environnent par la sensation, la locomotion ou l'expression.

Partant de ce principe, nous allons sans doute simplifier la question si embrouillée des tempéraments ; ce principe établit que le développement inégal des organes, qui caractérise les individus et constitue leur tempérament, doit porter de toute nécessité ou sur le système de la vie végétale ou sur le système de la vie animale.

## § II.

### Tempérament sanguin.

Quels signes accusent chacun de ces développements ?

Pour la vie végétale, la chimie, l'anatomie et la physiologie nous fournissent les moyens de résoudre le problème. En effet, quand on examine les phénomènes de la nutrition, on s'aperçoit de suite que le plus important de tous est la formation du sang : les organes de l'appareil digestif qui sont nombreux et variés concourent tous à cette formation,—l'appareil circulatoire porte ce liquide dans toutes les parties du corps où il doit entretenir la chaleur et la vie,—des glandes sont disposées sur le trajet des vaisseaux qui le charrient pour le purifier des matières inutiles ou nuisibles qu'il pourrait contenir,—d'autres, par un travail mystérieux, élaborent, avec les éléments pris dans sa masse, des secrétions telles que le sperme, la salive, la bile, les sucs gastrique, pancréatique, etc... On doit en conclure, qu'avec les moyens d'apprécier un liquide qui joue un si grand rôle dans l'économie, on pourra déterminer *a priori* l'état des organes chargés de le produire, de le purifier, d'y puiser les secrétions.

C'est donc dans le sang que nous irons chercher l'indice du développement de la vie végétale, et nous appellerons les tempéraments qui comportent ce développement, *tempéraments sanguins.*

## § III.

### Tempérament nerveux.

Pour la vie animale, la question est, sinon insoluble, du moins beaucoup plus compliquée. La chimie et l'examen microscopique qui nous renseignent directement sur la nature du sang et sur la quantité de globules qu'il contient, ici nous font défaut. Nous en sommes donc réduit à des appréciations hypothétiques, puisqu'elles portent sur le volume et la configuration du cerveau, l'aspect et l'habitude (*habitus*), comme on dit, des individus. Dernièrement la phrénologie, dont on a dit beaucoup de mal, et peut-être à tort, parce qu'elle répond à un besoin réel de la science, la phrénologie a rêvé, mais en vain, de résoudre le problème. Pour moi, la tentative de Gall n'est pas ridicule et sans valeur, comme on commence à le croire sur la foi de certains savants haut placés; c'est une tentative sérieuse mais prématurée. Quand on songe en effet aux difficultés de temps et de circonstances que cette science impose à l'observateur, quand on songe qu'il ne doit attendre aucune ressource ni de la chimie, ni de l'anatomie, ni de la physiologie et qu'il se trouve ainsi abandonné à toutes les chances de l'hypothèse et de l'induction, on s'aperçoit d'abord que les travaux et la vie d'un seul homme sont bien peu de chose pour jeter les fondements d'un tel édifice, ensuite qu'avec les matériaux insuffisants que les connaissances actuelles mettent à la disposition du chercheur, il lui faut déjà une certaine force de tête pour parvenir, tant bien que mal, à poser seulement pierre sur pierre. Comme le magnétisme, la phrénologie est la science de l'avenir : plus tard, les phrénologues parleront de Gall comme les chimistes du XIXe siècle parlent des alchimistes du moyen-âge.

Qu'on n'aille pas là-dessus me prendre pour un de ces cranioscopes phrénétiques qui expliquent tout et ne doutent de rien. Voici du reste ma profession de foi telle que je l'écrivais en 1860 ; comme on va le voir, elle n'attend que de nouvelles découvertes pour se modifier et s'élargir : « Il est vrai qu'en général, quoiqu'il y ait de notables exceptions, le volume du cerveau croît à mesure qu'on s'élève dans la série zoologique ; mais, cela fût-il d'une généralité absolue selon la prétention de certains phrénologues, on n'en pourrait, je pense, tirer aucune induction *certaine* pour déterminer l'état moral des individus. Le volume en effet ne constitue pas à lui seul toutes les conditions physiques d'un organe, restent encore la structure, la densité, la composition élémentaire, etc. Mais toutes ces conditions seraient-elles appréciables, qu'il faudrait encore prouver que leur ensemble constitue un moyen sûr de connaître la moralité des individus. Enfin, en supposant que cette preuve pût se faire, comme je le crois, d'une manière théorique et générale, on se demanderait toujours s'il est bien certain qu'aucune de ces conditions ne nous échappe ; si, dans l'état actuel de nos connaissances, nous pouvons apprécier chacune d'elles à sa juste valeur, etc... » (1). Il faut l'avouer, le développement du système nerveux nous échappe complétement ; c'est une lacune immense à remplir dans la science physiologique.

A défaut de signes directs et positifs, nous serons donc obligé de nous contenter d'analogies et d'inductions dans la détermination des tempéraments nerveux : là où nous trouverons le système de la vie végétale peu développé et où nous n'aurons pas à attribuer ce peu de développement à un vice organique, nous serons autorisé à conclure que le déve-

(1) *Du Panthéisme et du Spiritualisme dans leurs rapports avec les sciences naturelles.* Londres, 1860.

loppement porte sur le système nerveux. Les caractères extérieurs d'un tempérament sanguin seront la chaleur de la peau, la coloration du visage, le développement du squelette et du tissu musculaire, dans certains cas l'embonpoint. Ceux d'un tempérament nerveux seront en quelque sorte négatifs, puisqu'on les trouvera dans l'absence des précédents, jointe à une impressionnabilité très-grande et au peu de résistance que l'organisme offrira à la jouissance comme à la douleur.

## § IV.

### Diversité des tempéraments.

Mais il faut ajouter qu'entre les deux organisations typiques qui résument les caractères particuliers à ces tempéraments, on en trouve une multitude d'autres, distinguées entre elles par des nuances souvent difficiles à saisir, types secondaires, tertiaires... chez lesquels c'est tantôt l'élément nerveux, tantôt l'élément sanguin qui domine, et où parfois ces deux éléments paraissent s'unir dans une si juste mesure qu'on ne pourrait les rattacher exclusivement à aucun des deux groupes que nous venons d'établir.

On comprend donc qu'il doit y avoir une grande variété dans le développement des tempéraments sanguins ou nerveux. Ainsi chez un individu sanguin où l'appareil digestif fonctionnera avec plus d'énergie que l'appareil respiratoire, il arrivera, surtout si une vie sédentaire vient favoriser ce défaut d'équilibre, que les aliments respiratoires étant préparés en quantité surabondante, se déposeront dans le tissu cellulaire et formeront des amas graisseux ; que le contraire ait lieu, c'est-à-dire que le défaut d'équilibre vienne de l'activité respiratoire, la maigreur en sera le résultat. Voilà deux caractères opposés du même tempérament. De même pour les tempéraments nerveux : tantôt c'est par la vivacité de l'imagination, une impressionnabilité très-grande, un penchant à la colère, une aptitude marquée à la jouissance et à la douleur ; tantôt c'est par la profondeur de la pensée, la force du raisonnement que se traduit le développement du système nerveux. Les choses se passent ici dans l'ordre physique comme dans l'ordre moral : si chacun a sa personnalité morale, chacun aussi a sa personnalité physique ; il n'y a pas deux caractères, il n'y a pas deux tempéraments qui se ressemblent dans la nature.

L'Ecole reconnaît et distingue les tempéraments *sanguin*, — *sanguin-nerveux*, — *nerveux*, — *nervoso-sanguin*, — *lymphatique*, — *lymphatique-sanguin*, — *lymphatique-nerveux*, — *bilieux*, — *athlétique*, etc. ; mais cette classification n'est pas fondée, puisqu'elle ne repose sur aucun principe. Qu'est-ce que le tempérament lymphatique ? Tantôt une variété du sanguin, tantôt une variété du nerveux; mais dans tous les cas rien de bien caractérisé ou de solidement établi. Qu'est-ce que le tempérament athlétique? Encore une variété du sanguin. Le tempérament bilieux n'est-il pas constitué par un vice organique? Jamais une maladie n'a déterminé un tempérament.

L'importante question des tempéraments n'a guère progressé depuis Aristote et depuis Gallien, l'imitateur d'Aristote ; elle appelle des recherches sérieuses et suivies. Qu'on songe de quel poids cette question est, non-seulement en physiologie, mais encore en médecine, où la connaissance des tempéraments est indispensable pour déterminer le genre de traitement et assurer son efficacité. Ce que j'en ai dit était nécessaire et suffira, je pense, à jeter quelque lumière sur les pages suivantes.

# CHAPITRE II.

## BEAUTÉ PHYSIQUE DE LA FEMME.

§ I. L'âme et le corps. — § II. Description de la femme.

---

## § I.

### L'âme et le corps.

L'ensemble des caractères physiologiques qui appartiennent à la femme nous la montre comme un être faible, souffrant, gracieux, doué d'une beauté suprême. Cette beauté plastique est, dans l'ordre des phénomènes physiques qui lui sont propres, ce qu'est la sensibilité dans l'ordre des phénomènes moraux. Négliger ce point essentiel même dans une esquisse me paraîtrait une faute capitale : car je suis convaincu que la nature ne fait rien en vain, et que le jugement du vulgaire ne doit point guider le chercheur sérieux dans l'appréciation des moyens qu'elle emploie ; on admire parfois des choses assez ordinaires, parfois on en dédaigne qui sont d'un prix infini. A force de dire et de répéter, ce que d'ailleurs je reconnais pour vrai, que le moral l'emporte sur le physique, l'âme sur le corps, on en est venu par l'exagération à un tel mépris des choses matérielles qu'il semble qu'un esprit sain ne doive s'en occuper qu'à la dernière extrémité et avec un dédain marqué. Les partisans de cette opinion, esprits exclusifs et hautains, se retranchant dans le *Mens*, comme ils disent, laissent le reste aux soins et à l'étude des matérialistes, ces pauvres aveugles qui rampent à tâtons dans l'obscurité du monde physique ; peu importe le corps, c'est un accessoire, ajoutent-ils, nos adversaires peuvent en dire et en faire ce qu'ils voudront.

Tout cela est injuste et faux, parce que tout cela vient de l'exagération. On ne conteste pas au moral la prééminence qu'il a et qu'on doit lui conserver sur le physique, mais c'est une grave erreur de croire qu'il faut négliger l'un pour se préoccuper exclusivement de l'autre ; car ils sont si étroitement unis, leur influence réciproque s'exerce d'une manière si intime que c'est une absurdité de prétendre connaître l'individu qu'ils représentent par leur ensemble en étudiant exclusivement l'un deux. Je ne veux ni chercher ni décider quel doit être le point de départ dans cette étude qui mène à la connaissance de l'homme. Est-ce le moral ? Est-ce le physique ? Peu importe en ce moment. Constatons seulement qu'ils se recommandent à notre attention à des titres différents sans doute, mais d'une importance égale. Aussi ai-je le parti pris de ne négliger aucun point du physique chez la femme, dussé-je être taxé de sensualité.

Je le répète, il m'a paru important de peindre cette

beauté physique qui est l'image de sa beauté morale et la reflète jusque dans les moindres détails. Cette beauté, du reste, est tellement frappante, elle saisit l'âme et les sens avec tant de force qu'on bégaye presque toujours quand il s'agit de l'exprimer : aussi vais-je m'appliquer à ne rien peindre qui ne soit caractéristique, à ne rien dire de vague et par conséquent d'inutile. Dans une étude plus étendue, j'aurais développé cette remarque que moralement cette beauté a sa raison : c'est le moyen dont la nature se sert pour rapprocher deux êtres créés l'un pour l'autre, c'est le trait d'union entre l'homme et la femme. Avec sa merveilleuse finesse notre langue française traduit cette idée, en donnant aux charmes de la femme le nom d'*appas*. La beauté est donc le lien physique comme la sympathie est le lien moral qui rattache les deux sexes. L'esprit de système conduit loin quelquefois ; je connais des spiritualistes outrés qui nient la beauté plastique, l'un d'eux m'a soutenu que cette beauté était toute de convention. « Comment, dis-je à ce sceptique, votre œil n'a jamais été réjoui par un certain agencement symétrique des parties, par la pureté ou le caprice des lignes, la mollesse des contours, la finesse des formes ? Mais tout cela c'est en quelque sorte la musique de l'œil. — Vous dites ?.... » Il y avait dans ces deux mots, et surtout dans la manière dont ils furent prononcés, toute une philosophie.

## § II.

### Description de la femme.

La nature semble avoir tout sacrifié dans l'organisation de la femme à la grâce de l'ensemble, à l'élégance des formes, à la perfection des contours. La stature est petite, la tête mignonne et supportée par un col flexible, d'une admirable rondeur ; ce col s'attache à des épaules mollement arrondies, les épaules se terminent par des bras charmants, potelés, les bras par une main d'une exquise délicatesse. En arrière entre les deux épaules un sillon gracieusement dessiné suit la colonne vertébrale dont il indique les sinuosités et se perd, à la région lombaire, dans l'ombre d'une courbure hardie et agréable à l'œil. En avant, le sein développé offre une vraie magnificence de grâce dans la forme, de mollesse dans les contours, et rompt agréablement la monotonie qu'offrirait la surface de la poitrine sans reliefs. Entre les dernières côtes et les hanches, voyez courir cette ligne capricieuse qui dessine la taille : le bassin évasé fait encore ressortir la richesse et l'élégance de cette taille ; l'abdomen est vaste, la cuisse très-forte, la jambe fine, le pied petit. Dans tout ce corps il n'y a pas un trait dur ou heurté, rien n'y est anguleux ni brusque; les muscles, souvent dissimulés sous une couche uniforme de tissu cellulaire, se devinent parfois et s'accusent par des ombres légères ; la peau blanche et transparente laisse voir en certaines régions le réseau bleu des veines.

Mais c'est la statue que vous venez d'admirer... voici la statue qui s'anime : les paupières se soulèvent ; de l'ombre de leurs cils s'échappe une lueur pénétrante, magnétique, c'est son regard. Ses lèvres s'entrouvrent et laissent deviner une double rangée de petites dents qui sont autant de perles ; et le sourire qui éclôt sur ces lèvres, et la voix douce qui sort comme une mélodie de cette bouche, tout cela vous ravit ; car toutes les beautés qui charment les sens et séduisent l'esprit, riches couleurs, sons délicieux, formes exquises sont réunies là. Voyez cette belle poitrine se soulever et s'abaisser tour-à-tour ; qu'une émotion survienne..., on dirait que le sein s'anime, le rhythme du mouvement se trouble. Voyez encore : elle marche ; comme ses reins sont souples, ses mouvements harmonieux ! Il y a autour de cet être une atmosphère enivrante de grâce et de volupté. Les mots sont impuissants à dire ce que l'on ressent devant un tel modèle : en précisant l'idée, ils lui enlèvent ce qu'elle a de vague, de mystère, d'infini.

# CHAPITRE III.

## DU SANG DE LA FEMME.

§ I. Du sang en général : sa composition physique et chimique. — § II. Nature du sang de la femme. — § III. Action et réaction réciproque du sang et des nerfs. — § IV. Faiblesse musculaire de la femme.

---

### § I.

#### Du sang en général : sa composition physique et chimique.

On sait qu'il y a dans l'organisme deux systèmes à étudier ; nous nous bornerons dans cette première partie à l'étude de la vie végétale qui, ainsi qu'on l'a établi, nous renseignera d'une manière indirecte sur le développement probable du système nerveux.

Pour se faire une idée complète de la vie végétale, il faudrait passer en revue les phénomènes de la nutrition qui ont pour dernier résultat la formation du sang, les phénomènes de la respiration, dont le but est de restituer au sang les propriétés nutritives qu'il perd incessamment, enfin les phénomènes de la génération. Pour nous, qui voulons déterminer le tempérament de la femme, nous supposerons ces phénomènes connus. Nous irons donc chercher dans l'analyse du sang

2

l'indice de la force qui chez elle préside à la nutrition, dans un signe également spécial l'indice de l'énergie respiratoire; enfin, nous définirons son rôle dans la génération.

Le sang est un liquide de couleur rouge ou foncée qui circule dans les organes pour réparer leurs pertes incessantes et y entretenir les fonctions vitales. Il est composé de deux parties, l'une transparente et liquide, tenant en dissolution diverses substances, c'est le *plasma*, l'autre formée d'une multitude de *globules*.

Le plasma contient : 1° de l'*albumine* que l'on fait coaguler en portant le sang à une température de 70 à 80 degrés centigrades ; 2° de la *fibrine* qu'on sépare aisément en fouettant le sang au sortir de la veine ; 3° enfin, outre la grande quantité *d'eau* qui le pénètre, ainsi que l'élément globulaire, on y trouve encore des *matières grasses*, *extractives* et des *sels* (phosphate de chaux)... Sur un kilogr. le sang contient :

| | | | |
|---|---|---|---|
| PLASMA | SÉRUM | 785 gr. | d'Eau. |
| | | 65 » | d'Albumine. |
| | | 12 » | de matières grasses, extract., sels. |
| | | 3 » | de Fibrine. |
| ÉLÉMENT GLOBULAIRE | | 135 » | de Globules. |
| | | 1000 gr. | |

On appelle *sérum* dans le sang la partie aqueuse, albumine et saline ; c'est le plasma dont on a enlevé la fibrine ; et comme c'est la fibrine qui, en se coagulant, emprisonne les globules dans les mailles de son tissu et forme le *caillot*, le sérum est encore la partie non coagulable du plasma.

Les globules nagent dans le plasma et ont la forme de petits disques aplatis sur les bords, renflés au milieu ; ils sont rouges pour la plupart, quelques-uns sont blancs et proviennent, selon toute vraisemblance, des vaisseaux chylifères ; d'ailleurs ils ne tardent pas à se colorer. La matière colorante des globules, qu'on nomme *Hématosine*, contient une légère proportion de sesqui-oxyde de fer. Outre ces éléments, il y a dans le sang de l'oxygène, de l'azote, de l'acide carbonique : le premier gaz vient de l'air, les deux autres, engendrés pendant le travail de la nutrition, sont produits par les combinaisons de l'oxygène.

La quantité des globules qui mesure en quelque sorte la richesse du liquide nourricier, leur volume et leur forme varient suivant l'espèce, l'âge, le tempérament et le sexe des individus :

1° L'ESPÈCE. — Chez les oiseaux, ces globules sont plus nombreux que chez les mammifères ; on remarque aussi que chez les carnivores, où la nutrition est plus énergique, ils sont en plus grande quantité que chez les herbivores et même chez l'homme dont le régime tient à la fois de l'herbivore et du carnivore.

Chez les oiseaux, les reptiles et les mammifères la forme des gobules est différente.

2° L'AGE. — Les recherches de M. Denis ont prouvé que chez l'enfant nouveau-né la proportion d'eau augmente et celle des globules diminue depuis deux semaines jusqu'à trois mois. La physiologie nous donne la raison de ce fait : l'enfant qui précédemment se nourrissait du sang de sa mère (c'est-à-dire d'une substance préparée et rendue assimilable), venant à se nourrir de lait (c'est-à-dire d'une substance qui doit être transformée pour devenir matière assimilable, en un mot, sang), on comprend, dis-je, que l'enfant doit éprouver sinon un arrêt momentané dans son développement, du moins un certain épuisement par suite des efforts et des secousses que cette période de transition suscite dans l'économie. Mais bientôt l'estomac accoutumé à la digestion versera dans le canal thoracique, par les vaisseaux chylifères, une quantité de matières alibiles suffisante pour enrichir de nouveau le sang et donner définitivement l'impulsion au progrès de l'organisme. De cinq mois à quarante ans la quantité des globules augmente ; de quarante à soixante-dix elle diminue.

3° LE TEMPÉRAMENT. — Dans certaines affections (chlorôse, anémie) la constitution s'affaisse, les membranes muqueuses se décolorent : la cause de ces symptômes est dans la diminution des globules, c'est-à-dire l'appauvrissement du sang auquel on essaie de remédier par l'administration des ferrugineux. Enfin, il paraîtrait que chez les tempéraments lymphatiques, ou, si l'on veut, nerveux, M. Denis a constaté que l'élément globulaire se trouvait en proportion moindre que chez les tempéraments sanguins. L'analyse chimique du sang, en nous renseignant sur la quantité de globules qu'il contient, peut donc dans tous les cas nous donner un indice certain de l'état de la vie végétale chez un individu. Sont-ils nombreux ? Attendez-vous à trouver un système musculaire développé (tempérament athlétique) une respiration active, une température élevée, des mouvements rapides et fréquents (oiseaux). Sont-ils rares ? le contraire aura lieu (reptiles).

## § II.

### Nature du sang de la femme.

4° LE SEXE.—Ainsi cette analyse est d'une importance capitale dans le sujet qui nous occupe ; elle devra nous fournir des renseignements précieux sur le développement comparé de la vie végétale chez la femme et chez l'homme.

Dans l'espèce humaine, les globules, avons-nous dit, représentent des disques aplatis sur leurs bords, renflés dans le milieu. Ce milieu est occupé par un noyau central entouré d'une substance gélatineuse, élastique, et le tout paraît enveloppé d'une membrane.

Mais si leur structure est la même, leur quantité

diffère chez l'homme et chez la femme. Dans la composition de 1 kilogr. de sang :

| | chez la femme. | chez l'homme. | Différence. |
|---|---|---|---|
| L'eau y entre pour. . . | 790 gr. | 783 gr. | 7 gr.— |
| L'élément globulaire. . . | 127 » | 142 » | 15 » + |
| L'albumine. . . . . . . | 70 » | 60 » | 10 » — |
| Fibrine, matières grasses. | 13 » | 15 » | 2 » + |
| | 1.000 gr. | 1.000 gr. | +17 gr.—17 gr. |

Tels sont les principaux résultats auxquels a conduit l'analyse chimique. Ces chiffres constatent que l'eau et l'albumine sont en plus grande quantité, les globules moins abondants dans le sang de la femme que dans celui de l'homme ; chez elle enfin l'odeur caractéristique de ce liquide est moins prononcée.

## § III.

### Action et réaction réciproques du sang et des nerfs.

Les physiologistes ont en outre constaté que chez les individus où l'élément globulaire paraissait considérable, le cours du sang était plus rapide, la force musculaire plus grande. L'expérience prouve que cette rapidité du sang, et ce développement du tissu musculaire, tiennent à l'action du système nerveux sur l'appareil circulatoire et le liquide nourricier et à la réaction de ce liquide sur les nerfs. On sait, par exemple, que le sang est doué d'un certain *stimulus* qui agit sur les nerfs sensibles et locomoteurs, mais surtout sur les premiers, pour maintenir leurs fonctions ou exalter leurs propriétés. Si dans un membre, à l'aide d'une ligature, on suspend pour quelque temps la circulation, les nerfs sensitifs de la région ainsi isolée deviennent bientôt inaptes à transmettre les impressions et ne recouvrent ce pouvoir que quand le cours du sang se rétablit. On sait encore qu'il y a dans l'organisation certaines parties (les tendons, le périoste) (1), qui, à l'état sain, sont insensibles et deviennent très-douloureuses quand elles sont le siége d'une inflammation. Cette sensibilité anormale ne leur viendrait-elle pas de l'afflux extraordinaire et de l'action du sang sur les filets nerveux de ces régions? D'un autre côté, il est aussi certain que le système nerveux réagit puissamment sur le liquide nourricier: les émotions morales, la colère, la joie..., qui ont leur point de départ dans le cerveau, accélèrent la circulation: sous leur influence, le cœur palpite, les artères se contractent violemment. En coupant le nerf pneumo-gastrique, qui appartient à la fois au grand sympathique et au système cérébro-spinal, on arrête les mouvements du cœur. Un membre

(1) V. *De l'Intelligence et de la Vie*, par M. Flourens. Paris, 1859, pag. 90 et suiv.

dans lequel on coupe les nerfs, et où la nutrition n'est plus activée par l'influence du système nerveux sur le sang, ne tarde pas à dépérir. Enfin l'exercice, c'est-à-dire l'activité des nerfs locomoteurs, accroît la vitesse de la circulation, redouble l'énergie respiratoire, élève la température du corps : le sang afflue en abondance dans les muscles qui travaillent et cet afflux y détermine à la longue un excès de développement dont la cause est un excès de nutrition. Chez les boulangers c'est le biceps, chez les marcheurs ce sont les muscles du mollet qui se développent ainsi.

Qu'on me permette ici une courte mais intéressante digression. L'exercice tend donc à développer les muscles. Or, comme c'est par la contraction des muscles de la face que se traduisent les affections de l'âme, comme l'habitude d'un sentiment doit avoir pour résultat d'accuser plus ou moins fortement le muscle qui se contracte sous son influence, il s'ensuit que par l'observation on pourra arriver à saisir le rapport qui rattache un trait de la physionomie à un sentiment, à un penchant, et à donner à l'ensemble des linéaments du visage une signification morale. Tel est le principe sur lequel repose la science de Lavater. Ainsi habituellement dans la colère, les sourcils se froncent et se rapprochent ; la fréquence de ce sentiment développera les muscles sourciliers, et ce développement sera l'indice d'un caractère violent. Cependant il ne faut pas en général attribuer à ces signes une certitude absolue : il est prudent et nécessaire de les maintenir au rang des probabilités ; par la raison bien simple que, le nombre des sentiments étant infini et celui des muscles du visage assez restreint, il doit arriver que des sentiments divers contractent le même muscle, avec des nuances différentes, j'en conviens, mais presque toujours si délicates, si fugitives qu'il devient à peu près impossible de les saisir. Un linéament de la face peut donc avoir des significations opposées, et l'observateur qui dans tous les cas conclurait du développement des muscles sourciliers à un caractère violent pourrait s'induire en erreur : les sourcils se froncent également dans les moments où l'esprit et les sens sont tendus vers un objet, et le développement de ces muscles peut également dénoter l'habitude de l'étude : enfin, ce peut n'être qu'une apparence due à la protubérance des sinus frontaux.

## § IV.

### Faiblesse musculaire de la femme.

Ces faits nous prouvent évidemment l'action et la réaction du système nerveux et du sang l'un sur l'autre. On comprend que l'influence du sang sera d'autant plus puissante qu'il sera plus riche en globules, et que la réaction des nerfs sera d'autant plus énergique que l'action du sang aura été plus vive. C'est pourquoi chez l'homme, le cours du sang doit être plus rapide, la respiration plus active, la chaleur plus élevée que chez la femme. Cet ensemble de conditions aura pour résultat de développer le tissu musculaire.

En effet, chez la femme où le système nerveux n'est pas aussi vivement stimulé, où le sang moins riche coule en conséquence plus lentement (1), on s'aperçoit de suite que les muscles, dans un temps donné, recevant une moindre quantité de liquide nourricier, et un liquide relativement pauvre, devront moins se développer que chez l'homme. Cette faiblesse musculaire de la femme est, comme on voit, la suite nécessaire de la pauvreté du sang ; c'est en même temps le secret des formes arrondies et gracieuses que nous venons d'admirer chez elle. Ce qu'elle perd en vigueur, elle le gagne en grâce : sa force, c'est sa beauté.

Concluons : le peu de développement de la vie végétale qui se traduit chez la femme par des signes aussi graves que la pauvreté relative du sang et la faiblesse musculaire, nous autorise dès maintenant à la ranger dans les tempéraments nerveux. Mais, pour obtenir un résultat définitif, voyons si l'examen de la fonction respiratoire confirmera cette conclusion.

(1) Il ne faudrait pas conclure de là que le pouls bat plus vite chez l'homme que chez la femme : c'est le contraire qui a lieu; et ceci ne semblera pas une anomalie aux personnes qui savent que le nombre des pulsations et la quantité de sang qui passe dans les artères durant un certain intervalle, n'ont qu'un rapport assez éloigné.

# CHAPITRE IV.

## DE LA RESPIRATION CHEZ LA FEMME.

§ I. Oxydation du sang dans les poumons.—§ II. Rapports entre l'énergie respiratoire, l'oxydation et la richesse du sang. — § III. L'oxydation est la source de la chaleur animale. — § IV. Caractère de ces phénomènes physiologiques dans le tempérament de la femme. — § V. Phénomènes mécaniques de la respiration chez la femme.

---

### § I.

#### Oxydation du sang dans les poumons.

Les corps gazeux sont en très-grand nombre dans la nature et jouent un rôle considérable dans les phénomènes physiologiques aussi bien que dans les phénomènes physiques et chimiques. L'air que nous respirons, et sans l'action incessante duquel nous ne pourrions vivre, est un composé de trois gaz : l'oxygène, l'azote et l'acide carbonique.

On prouve par expérience que l'oxygène, dont nous avons signalé la présence dans le sang, réside surtout dans les globules, et que l'acide carbonique est dissous par le sérum. Pour ce qui regarde ces gaz, la composition du sang n'est pas la même dans toutes les parties du corps. Le changement de composition, qui se traduit par une coloration foncée se rapprochant du noir, s'observe dans le sang qui, ayant parcouru le système artériel, traversé le réseau capillaire et les veines, revient aux poumons par le cœur. Durant ce trajet, le nombre des globules a diminué, la quantité d'oxygène s'est conséquemment affaiblie, la quantité d'acide carbonique s'est accrue. *Rouge* ou *artériel*, le sang contenait trente-huit parties d'oxygène pour cent parties d'acide carbonique; devenu *noir* ou *veineux*, il ne contient plus que vingt-cinq parties d'oxygène ponr la même quantité d'acide carbonique.

Le but de la digestion est de verser dans le torrent circulatoire une nouvelle quantité de *chyle* qui restituera au sang les globules perdus. L'effet de la respiration coïncide avec ce résultat : l'équilibre des gaz est rétabli, la perte d'oxygène réparée, et le liquide nourricier débarrassé de l'excès d'acide carbonique produit durant le trajet circulatoire. Ces deux fonctions concourent donc à opérer la nutrition de l'individu, et l'étude de la respiration se trouve être le complément nécessaire de celle qui précède ; elle nous fournira des indices précieux pour la détermination rigoureuse du tempérament de la femme.

## § II.

### Rapport entre l'énergie respiratoire, l'oxydation et la richesse du sang.

L'activité de la respiration dépend de deux causes : 1° la rapidité du sang ; 2° la richesse du sang. Cette rapidité, nous l'avons déjà dit, vient d'une réaction nerveuse dont la cause est dans l'action stimulante du sang. Or cette action est plus ou moins énergique selon la richesse plus ou moins grande du sang ; de sorte qu'en définitive les deux causes n'en forment qu'une, puisque la rapidité de la circulation dépend de la proportion de globules tenus en suspension dans le sang.

Mais ce sont les globules qui absorbent l'oxygène, et on comprend que plus le sang sera riche en globules, plus sera grande la consommation d'oxygène dans un temps donné. Cette consommation variera aussi avec la vitesse du torrent circulatoire ; car si, dans un intervalle déterminé, il passe une petite quantité de sang dans les poumons, il faudra peu d'oxygène pour entretenir la respiration. Le contraire aura lieu si les mouvements du cœur sont fréquents et si des ondées abondantes se succèdent rapidement dans l'appareil circulatoire (1).

(1) Les ondées peuvent être rapides et peu abondantes : aussi la vitesse du pouls ne mesure-t-elle que la vitesse relative de la circulation, sans tenir compte de l'abondance des ondées qui passent à chaque instant dans les vaisseaux.

On s'aperçoit aussi que plus il y aura d'oxygène consommé, plus il y aura d'acide carbonique exhalé. On aura donc deux indices certains de l'activité respiratoire dans ces deux phénomènes d'absorption et d'exhalation, et on les obtiendra par l'analyse chimique des gaz inspirés et expirés.

## § III.

### L'oxydation du sang est la source de la chaleur animale.

Chez l'enfant où le sang est relativement pauvre, on a constaté que la consommation d'oxygène était moins grande que chez l'adulte. On a constaté aussi que chez l'homme elle allait en augmentant jusqu'à trente ans, époque de la vie où elle commençait à diminuer jusqu'à la vieillesse, de façon à redevenir égale à celle de l'enfant. Durant le sommeil, l'influence nerveuse étant suspendue ou du moins considérablement affaiblie, les mouvements du cœur se ralentissent ; cette lenteur de la circulation se traduit par les quantités absorbées et exhalées d'oxygène et d'acide carbonique, quantités inférieures à celles de l'état de veille. Mais, s'il y a moins d'oxygène consommé, la combustion doit être moins active dans les profondeurs de l'organisme, et, comme cette combustion est la source de la chaleur animale, il s'ensuit que si durant le sommeil le pouls est lent, la respiration moins active, la température du corps doit être aussi moins élevée. L'expérience directe confirme cette induction.

## § IV.

### Caractère de ces phénomènes physiologiques dans le tempérament de la femme.

Si nous cherchons à tirer de ces remarques les conclusions qui regardent notre sujet, nous constaterons que chez la femme le sang se trouvant posséder moins de globules que celui de l'homme :

1° Son action stimulante sur le système nerveux doit être moins vive ;

2° Conséquemment que la circulation doit être moins rapide ;

3° D'où il suit que dans un temps donné il passe relativement moins de sang dans les poumons ; qu'il y a moins d'oxygène consommé ; qu'enfin la température du corps est plus basse ;

4° Que la quantité d'acide carbonique exhalé est moins considérable. Ce gaz, qui est le résultat du travail nutritif, accompli dans les profondeurs de l'organisme, doit mesurer par sa quantité l'activité de ce travail, c'est-à-dire l'énergie vitale. La quantité d'acide carbonique va en augmentant de l'enfance jusqu'à l'apparition des règles ; à cette époque la production de ce gaz devient stationnaire ; la raison en est que le sang se débarrasse par la menstruation de quantités assez considérables de liquide non comburé. Pour des individus de même sexe, la production de l'acide carbonique varie suivant une foule de circonstances: une constitution robuste, une alimentation copieuse l'augmentent, une maladie, une indisposition, la grossesse, des mets insuffisants la diminuent.

Est-il donc étonnant que l'organisation de la femme résiste mieux que la nôtre à l'asphyxie? Souvent on a trouvé dans le même appartement un couple que le désespoir avait conduit à chercher le repos dans le suicide: l'homme était mort, la femme avait résisté aux vapeurs du charbon. C'est que l'homme dont le sang est plus riche veut dans un temps donné plus d'air que la femme.—C'est encore pour cela que les animaux à sang froid vivent quelques heures sans le récipient d'une machine pneumatique dans lequel il n'y a presque plus d'air, tandis que les animaux à sang chaud, chez lesquels, à cause de la quantité d'oxygène consommé, la température est plus élevée que chez les premiers, y meurent en quelques instants.

## § V.

### Phénomènes mécaniques de la respiration chez la femme.

Si le phénomène chimique est moins actif, le phénomène mécanique qui produit la respiration est aussi moins puissant et moins efficace chez la femme.

La cavité qui renferme les poumons (cavité thoracique) est hermétiquement close, de telle sorte que, si elle se dilate, l'air qu'elle contient (1) n'étant plus en équilibre avec l'air atmosphérique, celui-ci se précipite par la bouche pour rétablir l'équilibre détruit. Si, après cette dilatation, la capacité de la cage thoracique vient à diminuer, une partie du gaz qu'elle renfermait est exhalée ; si elle augmente de nouveau, une nouvelle quantité d'air frais y pénètre.

Ces dilatations et ces compressions sont accomplies par des muscles nombreux : les uns s'attachent à l'intérieur des côtes (*inter-costaux internes*), les autres les recouvrent à l'extérieur (*inter-costaux externes*) ; les premiers agissent pendant l'expiration, les seconds pendant l'inspiration, comme le démontre l'anatomie mécanique ; les autres recouvrent le thorax (*thoraciques, sterno-claviculaires*), d'autres l'abdomen (*abdominaux*) ; le plus efficace et le plus puissant de tous est le *diaphragme*, muscle symétrique qui ferme la cavité thoracique à sa partie inférieure et, qui, en s'élevant ou en s'abaissant diminue ou augmente considérablement sa capacité. Il opère la dilatation verticale, tandis que les muscles inter-costaux et pectoraux opèrent la dilatation horizontale de la poitrine.

Chez l'homme la respiration s'exécute surtout par la dilatation verticale ; chez les animaux l'un ou l'autre de ces deux modes prédomine également ; chez la femme la dilatation est surtout pectorale, les mouve-

(1) J'entends l'air qui est renfermé dans les poumons.

ments du diaphragme y sont relativement restreints. Cela s'explique si l'on songe à l'infinie prévoyance de la nature : pendant la grossesse, l'étendue des mouvements du diaphragme régirait d'une manière fâcheuse sur l'utérus et le produit de la conception. Ce sont donc les muscles inter-costaux et thoraciques qui se trouvent chargés spécialement de la dilatation de la poitrine. C'est pourquoi le sein de la femme nous offre ces soulèvements ondulatoires, cadencés et si gracieux, mouvements qui se précipitent, deviennent tumultueux à la moindre émotion, et qui, donnant l'apparence de la vie à des formes magnifiques, ajoutent encore à tous les charmes séducteurs de la femme.

Résumons : trois faits de la plus grande importance expriment la faiblesse de la femme et déterminent son tempérament :

1° La constitution spéciale du sang ;

2° Le peu de développement du tissu musculaire ;

3° L'activité relativement peu intense de la respiration et le mécanisme moins puissant qui accomplit cette fonction.

# CHAPITRE V.

## ROLE DE LA FEMME DANS LA GÉNÉRATION.

§ I. Lactation, menstruation, puberté. — § II. Appareils générateurs de la femme et de l'homme. — § III. L'ovule et le zoosperme. — § IV. Problème de la génération. — § V. Théorie de la génération.

---

### § I.

#### Lactation, menstruation, puberté.

Chose étonnante ! C'est à cet être chétif que la nature a confié le rôle le plus pénible dans l'œuvre génératrice. La femme doit fournir à l'embryon les matériaux nécessaires à l'alimenter pendant les premiers mois de son existence : c'est du plus pur de son sang qu'elle nourrit d'abord son enfant. Plus tard, lorsque le jeune être sera venu au jour, elle le nourrira de son lait. Qu'elle est touchante dans ce noble rôle de mère où elle déploie tant de sollicitude et de dévouement ! Quelle force inattendue dans une organisation si délicate ! A quelles rudes épreuves n'est-elle pas soumise, et avec quel courage elle les subit !

Et ce ne sont pas là ses seules causes de souffrance :

une crise périodique la saisit à des intervalles rapprochés, et, l'avertissant qu'elle peut être mère, semble préluder à toutes les douleurs que lui imposera la nature. Cette crise, qui est déterminée par la chute d'un *ovule* parvenu à maturité, s'accompagne d'une inflammation de l'*utérus* et des *ovaires* qui amène une émission de sang. C'est ici le lieu de s'expliquer sur l'organisme générateur de la femme et de le mettre en regard de celui de l'homme ; cette comparaison nous donnera une idée à peu près complète de l'harmonie des fonctions végétales dans les deux sexes et fera ressortir une fois de plus la supériorité physique de l'homme.

Ce n'est pas d'ailleurs par vanité ou de parti pris que je proclame cette supériorité : les faits parlent, je conclus. Mon but est moins de flatter et de plaire que d'exprimer des convictions fondées, parce que je mets à plus haut prix l'estime que les éloges de mes lecteurs.

L'appareil générateur de la femme se compose de deux corps glanduleux, de forme à peu près sphérique, du volume d'une grosse noisette, situés dans la cavité abdominale, près de la matrice, à la région lombaire, ce sont les *ovaires*. Une dissection attentive, suivie de l'examen microscopique, montre dans le tissu des ovaires des petits points granuleux, ce sont ces points qui, en se développant, forment les *ovules*. En effet, tous les mois, ou environ, on voit l'un de ces points grossir, les vaisseaux qui l'alimentent se gonfler, une inflammation s'établit dans le tissu qui l'environne et de là se communique à la matrice. Alors le sang suinte à travers les parois de cet organe et s'écoule au dehors par le vagin. Longtemps et souvent on a agité la question de savoir si ce flux de sang, qui paraît particulier à l'espèce humaine, était un phénomène inhérent à l'organisation de la femme ou avait été provoqué chez elle dans la suite des temps par les influences sociales. Les uns affirment que la menstruation existe en dehors de toutes les influences sociales et climatériques ; les autres tiennent pour certain que c'est une conséquence de nos habitudes et de nos mœurs, alléguant en faveur de leur opinion les différences notables que présente ce phénomène chez les femmes qui habitent la ville et celles qui se livrent aux travaux de la campagne, l'exemple de certaines races humaines auxquelles il est inconnu, et surtout son absence chez les animaux. Les premiers répondent à cela en rejetant sur le tempérament ce qu'on attribue au genre de vie, en contestant l'exemple proposé qui s'appuie sur des observations erronées, et soutiennent que l'écoulement muqueux et sanguinolent constaté chez les femelles à l'époque de l'accouplement, correspond à la menstruation. Question difficile sans doute, mais peut-être oiseuse, où le plus sage, à mon avis, serait de donner raison à tout le monde en tenant compte de toutes les influences, et en admettant la menstruation comme un phénomène primitif, propre à notre espèce. Nous ajouterons seulement que ce flux de sang a reçu le nom de *Menstrues*, parce qu'il revient ordinairement de mois en mois (vingt-sept jours en moyenne) et de *Règles*, sans doute parce qu'il se produit assez régulièrement. La menstruation est donc une véritable ponte. La science moderne doit cette magnifique découverte à un savant dont le mérite n'est égalé que par la modestie, M. le docteur Pouchet, de Rouen (1).

Lorsque la jeune fille est sur le point de devenir pubère, et que le développement du premier ovule a commencé, il se déclare chez elle une crise remarquable à tous les égards. Les symptômes extérieurs qui l'annoncent, quoique variables selon les tempéraments, consistent surtout en migraines, en nausées, parfois en impatiences nerveuses; l'enfant passe sans motif du rire aux larmes. Les symptômes moraux sont une tendance à la mélancolie, la recherche de la solitude, des élans de tendresse. La crise terminée, le sein se développe, les hanches s'élargissent, les reins se cambrent, la taille se dessine, la démarche s'accentue, le regard s'affermit et de vague devient profond, tous les détails de l'organisation, qui alors s'épanouit, respirent la volupté et appellent l'amour. Quel phénomène mystérieux a donc fait de l'enfant une femme adorable ? C'est la chute d'un ovule : un organe vient de se développer ; une fonction nouvelle

(1) V. *Théorie positive de l'Ovulation spontanée*, par M. Pouchet.

apparaît, un sens nouveau s'éveille, la jeune fille peut maintenant devenir mère.

## § II.

### Appareils générateurs de la femme et de l'homme.

Cet ovule ne tombe pas dans la cavité abdominale. Un tube parti de la matrice et terminé par une sorte de conique frangée sur ses bords (*corpus fimbriatum*) le reçoit et le porte dans l'intérieur de cet organe où il peut, sous l'influence de la fécondation, donner asile au germe vivant venu du mâle. Ce canal se nomme *Trompe de Fallope*, du nom de l'anatomiste qui a découvert son rôle. Ainsi, trois organes constituent essentiellement l'appareil de la génération chez la femme :

1° L'*ovaire* que l'on peut comparer grossièrement à une grappe de raisin, qui, chaque mois, nourrit et développe un grain à l'exclusion des autres ; le grain mûrit, rompt ses enveloppes et se détache comme un fruit de l'arbre ;

2° La *Trompe de Fallope*, terminée par un pavillon frangé qui s'applique exactement sur l'ovaire, reçoit l'ovule qui tombe et le porte à la matrice ;

3° La *matrice* ou *utérus*, dans l'intérieur de laquelle l'embyron se forme et se développe.

Chez l'homme l'organisme offre plus de simplicité, quoique la fonction soit plus importante. L'appareil générateur se compose de deux glandes nommées *testicules* (1). Pendant la vie utérine, les testicules sont logés à peu près au même endroit que les ovaires de la femme, dans le voisinage des reins, au sein de la cavité abdominale. Dans le mois qui précède l'accouchement (quelquefois plus tôt, quelquefois plus tard) les testicules descendent par l'anneau inguinal dans deux bourses situées au périnée et qu'on nomme *scrotum*. Ces testicules sont formés par des vaisseaux microscopiques, enroulés, enlacés de manière à former un corps ovoïde, aplati latéralement et de la grosseur d'un œuf de pigeon. Le sang apporté par les artères séminales pénètre dans les canaux séminifères, parcourt leurs dédales et sort de là transformé en liqueur blanche, épaisse, d'une odeur spéciale, c'est le *sperme*. Comment s'accomplit cette transformation, comment le tissu des *canaux séminifères* parvient-il à tirer du sang cette substance? Nous n'en savons rien. Ce problème se retrouve dans toutes les sécrétions. Pourquoi le rein sépare-t-il du sang l'urine, le foie de la bile et le sucre, la parotide, la salive... ? Nous apercevons dans ces glandes des canaux au sein desquels le sang circule comme dans les canaux séminifères, et pourtant tous ces canaux élaborent des liquides différents. C'est le plus pur du sang que le testicule emploie à l'élaboration du sperme, la partie impure ou superflue du liquide nourricier est versée dans le torrent de la circulation

(1) Pour les détails anatomiques, voir les *Traités spéciaux*.

par les *veines séminales*. Enfin, la semence préparée remonte par les *canaux déférents* jusque dans la cavité abdominale et trouve sous la vessie un réservoir nommé *poches* ou *vésicules, seminales* dans lequel elle séjourne jusqu'à ce que l'acte générateur vienne l'en tirer. Alors elle est portée dans les profondeurs de l'organisme de la femme.

## § III.

### L'ovule et le zoosperme.

L'ovule propre à la fécondation apparaît au microscope comme un corps sphérique ; en ouvrant la tunique qui le recouvre, on trouve l'intérieur rempli d'un liquide jaune citron, composé de petits grains qui semblent animés d'une mouvement rotatoire. L'analyse chimique a montré que cette matière était en majeure partie formée de corps gras, et qu'elle se rapprochait beaucoup du jaune de l'œuf des oiseaux. Tel est l'élément que la femme apporte dans la génération.

Le sperme, examiné à un grossissement de cinq cents diamètres, laisse voir un immense fourmillement assez exactement comparable à celui des vers stercoraux qui remplissent les fosses d'aisance. Ce fourmillement est causé par les *zoospermes* qui nagent avec une rapidité inouïe. Malgré les recherches les plus attentives et les plus suivies, on ne sait rien de bien positif sur l'organisation de ces petits êtres, et la sagacité de M. Pouchet lui-même a dû se contenter d'à peu près ; toutefois on a remarqué que, sauf les proportions, leur forme, variable suivant l'espèce, se rapproche assez chez l'homme de la forme du têtard de la grenouille : renflement ovoïde analogue, terminé par une longue queue.

De là à conclure, comme on l'a fait, que les spermatozoaires sont de petits animaux qui se nourrissent, se reproduisent, ont un sexe, des habitudes...., il y a loin encore. Il est probable, au contraire, que la simplicité de leur organisme est telle qu'aucun animal connu ne puisse en donner une idée. Chacun sait d'ailleurs que dans les classes inférieures du règne animal la multiplication des individus peut s'effectuer sans le concours des sexes, et que, d'un autre côté, c'est une loi physiologique sans exception qu'un être ne se reproduit jamais avant d'être arrivé à l'état parfait ; or l'organisation du zoosperme est évidemment rudimentaire ; de plus, elle est destinée à toutes sortes de transformations comme celle de la chenille, de la chrysalide, du têtard, d'où il faut conclure que, même dans l'hypothèse de ceux qui le considèrent comme un animal de la classe des annélides, il n'est pas nécessaire qu'il ait de sexe, il est impossible qu'il se reproduise.

Laisse-t-on la semence exposée à l'air? Huit ou douze heures après les zoospermes sont morts ; mais l'observation prouve que leurs mouvements persistent quarante-huit heures et plus dans les organes génitaux de la femme. Ces êtres ne vivent donc pas d'une vie propre, mais sous l'influence de l'économie qui les a produits ou de celle que la nature a marquée pour le théâtre de leur développement.

Il y a dans l'histoire de la physiologie peu de sujets aussi intéressants que celui qui concerne les théories sur la génération ; je n'en veux pour preuve qu'un épisode, celui des zoospermes. — Hartsoeker les découvre vers la fin du XVIIe siècle. Aussitôt la fantaisie s'élance dans cette carrière toute nouvelle et y devance l'observation ; vu par les yeux de l'imagination, le zoosperme devient tout à coup un petit animal très-curieux ; personne d'ailleurs ne songe sérieusement à chercher la raison de sa présence dans le liquide fécondant ; ou bien si quelques-uns prétendent expliquer son rôle, c'est en le représentant, hypothèse extravagante, comme la miniature de l'homme. — Needham et Buffon passent : le premier, très-habile microcraphe, redresse les erreurs d'observation commises par ses devanciers ; le second, génie aux vues si élevées, voit partout sa pénétration échouer devant ce problème. — Vient Spallanzani : ses expériences, conduites avec la plus grande délicatesse et la plus admirable précision, démontrent : 1° que le zoosperme est indispensable à la fécondation ; 2° qu'il y suffit ; 3° que le contact de l'ovule et du zoosperme peut seul accomplir la fécondation et que l'*esprit séminal* (*aura seminalis*), imaginé par Aristote et accepté généralement, n'existe pas ; 4° qu'un seul zoosperme suffit pour féconder un ovule. C'était là des faits de la dernière importance. Spallanzani les constate sans les commenter ; il appelle le zoosperme un animalcule infusoire, et, quoiqu'il ait déterminé avec tant de rigueur le rôle qu'il joue dans la fécondation, il se tait sur son rôle probable dans la génération (1). — Cuvier se trouve à son tour en présence de cette obscure question : toutes les expériences jusqu'à cette époque, tous les travaux et surtout ceux de Spallanzani tendaient à présenter les zoospermes comme des animaux appartenant à la classe des annélides. Ce point une fois admis, malgré les expériences du savant italien qui prouve le rôle si évidemment actif des zoospermes dans la fécondation, Cuvier, avec cet instinct de logique des grands esprits, déclare que « ces vers sont entièrement étrangers à la génération et ne sont là que comme des hôtes (2). » Il avait raison : un ver ne sera jamais un homme ; il concluait bien, mais son point de départ était faux : le zoosperme n'est pas un ver, c'est gratuitement qu'on l'a supposé. — La première moitié du XIXe siècle ne s'est pas écoulée que M. Pouchet découvre le sens du phénomène physiologique de la menstruation :

(1) *Observations microscopiques sur le système de la génération de Needham et de Buffon*. Modène, 1767. — La même année, il publie dans le *Giornale d'Italia* un mémoire sur les *Animalcules infusoires*.

(2) *Tableau élément. de l'hist. natur. des animaux*. Paris, 1798.

le problème de la génération humaine se trouve ainsi généralisé, et le vieil adage *omne animal ex ovo*, définitivement consacré par les expériences les plus précises.—Plus tard encore on revient sur le rôle des zoospermes, et, tandis que parmi les physiologistes, les uns refusent de croire à leur action fécondante ou même à leur organisation, les autres prétendent que l'animalcule spermatique est destiné par une série de développements, dont la nature et les degrés correspondent aux classifications zoologiques à former l'homme; l'homme serait donc, avant d'arriver à l'état parfait, tour-à-tour: ver, mollusque, insecte, poisson, oiseau, enfin mammifère. Quoi qu'elle puisse avoir de hasardé, cette théorie contient une excellente idée, c'est celle des métamorphoses subies par le genre humain avant d'arriver à l'état parfait; cependant au fond il y a l'erreur de Cuvier; le zoosperme n'est pas plus un ver que le têtard n'est un poisson: le premier est un germe dont l'organisation est rudimentaire, la forme passagère, l'existence à peine indépendante, car il ne vit que dans le mucus du sperme et les organes génitaux de la femme; à la vérité, le second a une organisation plus avancée, une vie indépendante, mais sa forme n'est pas définitive, il représente un mode d'organisme appartenant à la grenouille. Il faut aussi convenir que, dans le progrès de son développement, l'embryon humain doit rappeler à l'observateur quelque chose des différents degrés établis entre les séries zoologiques ; cependant n'est-il pas prudent de se défendre contre cette analogie, qui préoccupe l'esprit, le rend systématique et entrave les recherches ?

Voilà où en est la science.

## § IV.

### Problème de la génération.

Avant de dire notre mot sur ce problème, il est nécessaire de le poser nettement.

Mettons l'ovule et le zoosperme en présence : nous savons qu'ils suffisent à la génération. Que va-t-il se passer ? Le ver séminal va-t-il pénétrer dans le petit œuf pour y chercher la nourriture indispensable à son développement ? Mais comment franchira-t-il la membrane qui recouvre l'ovule et qui après comme avant la fécondation semble intacte ? Prenez un ovule fécondé en voie de développement, c'est en vain que vous y chercherez les traces du zoosperme. Cela tient sans doute autant à l'imperfection de nos instruments qu'à la difficulté de ce genre d'observation.

Pourtant l'analogie et l'induction vont peut-être nous donner le résultat que l'observation directe nous refuse. Il n'y a sur la solution du problème que trois suppositions à faire : examinons-les successivement et voyons à laquelle il convient de s'arrêter :

1° L'ovule est le germe vivant qui contient les

rudiments de l'être futur. L'action du sperme sur lui consiste en une sorte de secousse physiologique qui l'éveille et donne l'impulsion à son développement. Cette théorie, assez rapprochée de celle d'Aristote, et connue sous le nom de système des Ovaristes, a compté au XVIIe siècle Bossuet et Fénelon, au XIXe Cuvier parmi ses plus illustres partisans (1).

2° L'ovule et le zoosperme sont deux germes vivants : ils se combinent pour former l'être futur. C'est, à peu de chose près, le sentiment d'Hippocrate qui admet chez la femme une semence et qui explique, par sa combinaison avec la semence du mâle, la détermination du sexe et du tempérament de l'embryon.

3° Le zoosperme est l'élément actif de la fécondation. Il trouve dans l'ovule les matériaux appropriés à sa nature et nécessaires à son développement.

L'ovule, dit-on, contient les rudiments de l'être futur. Sur quoi repose cette assertion que les recherches les plus actives n'ont pu justifier ? Il n'y a dans l'ovule aucun rudiment d'organisme.—D'ailleurs où a-t-on pris l'idée d'une *secousse qui éveille une organisation existant en quelque sorte virtuellement?* Nulle part dans la nature, c'est de la fantaisie. — Enfin, cette hypothèse donne à la femme sur l'homme

(1) Voir, pour l'historique des théories sur la génération, mon étude : *Coup d'œil sur la génération dans les végétaux et les animaux*. Tours, 1859.

la prééminence physique, et cette prééminence supposée est démentie par l'ensemble des faits qui la caractérisent au moral comme au physique.

La seconde hypothèse, inspirée par l'éclectisme, n'explique rien en voulant tout concilier. Comment entend-on que *deux* organisations deviennent une organisation ? Je comprends qu'un organisme se nourrisse d'un autre organisme, mais ce sera à condition de le détruire en le décomposant.

## § V.

### Théorie de la génération.

La seconde hypothèse serait-elle donc la seule probable :

1° Comparez l'ovaire au testicule. Le premier de ces organes est composé d'un tissu charnu au sein duquel vous apercevez de petits grains dont chacun doit mûrir à son tour et tomber dans l'utérus. Dans le second, quelle activité ! le sang circule dans des canaux d'une longueur énorme, s'y transforme et y devient semence : c'est la partie la plus pure, la quintessence du sang que la nature emploie à ce grand travail.

2° Comparez les produits des deux organes : l'ovule est un amas de granules sphériques qui paraissent agités par des courants et que la chimie a reconnus pour des corps gras, le zoosperme possède quelques caractères de l'être organisé : une forme symétrique, des mouvements... De quel côté est la force, de quel côté l'inertie ?

3° Transportons l'observation sur un terrain plus commode. Suivez l'anthère de la fleur dans son développement (1) : le tissu cellulaire dont elle est composée d'abord, se détruit et se change en mucilage. Ce mucilage se clive et forme de plus grandes cellules (*cellules-mères du pollen*) ; les parois de ces cellules sécrètent un petit grain (*pollen*) dans lequel vous verrez, au sein d'un liquide visqueux (*fovilla*), nager de petits corps ronds (*utricules séminaux*) qui représentent le ver séminal. Maintenant comparez dans la plante l'ovule au grain de pollen. L'ovule est un sac formé de plusieurs tuniques superposées ; le grain de pollen se déchire et la fovilla, contenue dans le boyau pollinique, descend par le style jusqu'à l'ovule : alors l'embryon apparaît suspendu par un fil d'une extrême finesse dans le sac ovulaire. L'embryon dévore la première membrane, puis la seconde, puis la troisième. Ici encore l'ovule est l'élément passif, le pollen l'élément actif de la génération. Et si la fonction s'accomplit ainsi dans les végétaux, quelle apparence y a-t-il que le rôle des sexes soit renversé dans la série zoologique ?

4° Toutes ces réflexions ne vous font pas comprendre qu'un ver puisse former un homme.—Je l'ai

(1) Voir mon étude *Le Panthéisme et le Spiritualisme*. Londres, 1860, p. 26 et suivantes.

dit et je le répète, le zoosperme est un germe, appelez-le ver ou de tel autre nom que vous voudrez, mais n'attachez pas à votre expression l'idée d'un organisme ordinaire, d'une manière d'être stable ou définitive. Cette désignation est de la dernière importance et on peut dire que c'est sur elle que porte à présent le problème de la génération. Au reste il n'y a dans ma supposition rien de fantastique : elle s'appuie sur un fait physiologique d'une haute généralité dont on n'a pas, je crois, bien saisi la portée, ce sont les métamorphoses des animaux. Comprenez-vous beaucoup mieux que le têtard devienne grenouille, la chenille, papillon ?—Ce sont des faits isolés, dites-vous.— Erreur ! Tous les êtres vivants se métamorphosent avant d'arriver à l'état parfait ; seulement, nous ne savons que très-peu de choses là-dessus et notre ignorance bien constatée, qui devrait nous inspirer le doute, nous conduit à des affirmations exclusives et erronées.

5° Il ne suit pas de là que l'être humain dans ses transformations doive passer par tous les degrés de la série zoologique, ainsi qu'on l'a récemment prétendu. En effet, ces degrés n'expriment que les caractères, plus ou moins conventionnels, à l'aide desquels nous distinguons les animaux. Prétendrait-on faire entrer la nature dans le cadre étroit que lui trace la main de l'homme ? Nous savons bien qu'il y a des degrés dans l'organisme, nous ne savons rien de plus : la valeur absolue de ces degrés nous échappe ; nous leur en faisons une relative : n'y attachons donc qu'une importance secondaire. Rigoureusement parlant, le zoosperme n'est pas, ne peut être un ver ; car un ver restera toujours un ver. Il est possible (et pourtant nous n'en savons positivement rien) que son organisation se rapproche de celle du ver. Qu'importe au reste ? L'essentiel, c'est de ne pas perdre de vue qu'il est le *germe vivant dont le développement et les métamorphoses doivent former l'homme.* Ainsi, l'homme est toujours l'homme au principe comme à la fin de ce travail ; seulement son organisation, soumise à la loi qui régit le règne animal et le règne végétal, tout d'abord est rudimentaire et doit se perfectionner dans le sein de sa mère.

6° Cette théorie fondée sur l'anatomie végétale et l'interprétation des lois physiologiques me paraît l'expression rigoureuse des faits observés. Je sens qu'elle répugnera à beaucoup de gens, car elle enlève à la fécondation, pour la reporter sur le développement de l'ovule, l'importance capitale et mystérieuse qu'on avait coutume d'attribuer à ce phénomène dans la génération. C'est donc sur l'individu du sexe mâle que s'opère véritablement le travail générateur, sous l'influence de la nutrition : l'acte de la fécondation, qu'on a pris pour le principe, n'est en réalité que la terminaison de ce travail ; cet acte marque, en effet, le commencement des métamorphoses que doit subir l'élément vivant isolé de son parent avant de parvenir à représenter un être semblable à ce parent. Du reste ces métamorphoses s'accomplissent d'une manière très-variable dans les êtres vivants : à peu près inconnues chez les *zoophytes*, les *vers* et un grand nombre de *mollusques*, à l'exception de quelques cas très-curieux révélés par M. de Quatrefages (1), ces métamorphoses chez les *insectes*, se révèlent subitement par des transformations accomplies après la sortie de l'œuf ; il en est de même chez les *batraciens*. Chez les *poissons* et les *oiseaux*, les transformations s'opèrent dans l'œuf ; chez les *vivipares*, dans la matrice.

7° Concluons. Dans la fécondation il n'y a pas deux germes en présence. Il n'existe qu'un seul germe, qui habite la semence du mâle et va chercher dans les profondeurs de l'organisme de la femelle un lieu propre à son développement (matrice) et des matériaux préparés pour ses transformations (ovule). L'homme, qui produit le germe, est donc le véritable et le seul générateur ; la femme qui le reçoit et le transforme peut être comparée au sol dans lequel se développe le grain semé. Son organisation est inférieure, son rôle doit être subalterne.

(1) V. *Souvenirs d'un naturaliste*, par M. de Quatrefages, de l'Institut.

# CHAPITRE VI.

## THÉORIES PHYSIOLOGIQUES ET MORALES SUR LA FEMME DANS L'ANTIQUITÉ ET AU MOYEN-AGE.

§ I. Tacite, les astrologues du moyen-âge, les paysans de nos jours avec leurs idées sur la menstruation. — § II. Origines du célibat. — § III. La femme en Orient : Moïse et Mahomet.

---

### § I.

Tacite, les astrologues du moyen-âge et les paysans de nos jours avec leurs idées sur la menstruation.

La voilà donc cette victime de la nature, si touchante par sa résignation, si intéressante par sa faiblesse, si entraînante par sa beauté, et c'est elle qu'une tradition absurde a présentée comme un être impur. Voyons comment et pourquoi :

Il y avait dans l'antiquité une rumeur qui passa, je ne sais comment, à l'état d'opinion généralement admise, et qui accusait le sang menstruel de posséder des propriétés singulières, de renfermer même un venin très-dangereux. Cette croyance avait été confirmée par l'autorité de quelques écrivains qui s'étaient évidemment bornés à reproduire l'opinion populaire. Tacite, dans ses *Histoires*, parlant de la

4

manière dont on recueille le bitume sur le lac Asphaltite, affirme que ce bitume ne peut être séparé ou fendu avec des instruments de fer, mais uniquement avec un linge imprégné de sang menstruel. Maintenant encore, dans les villes comme à la campagne, les gens du peuple vous racontent une foule d'anecdotes tendant à prouver ces singularités. Il est à peine utile de dire que les recherches les plus précises démentent ces assertions et que l'analyse chimique des menstrues nous a rassuré complétement sur leur nature, en tout conforme à celle du sang qui circule dans l'économie.

L'ignorance et la superstition firent au moyen-âge leur profit de ces absurdités. L'ignorance, en face d'un fait qui lui semblait aussi inexplicable que la menstruation, appela à son aide l'influence des astres qu'on introduisait partout où il fallait donner la raison de ce qu'on ne comprenait pas ; et il demeura admis que le flux périodique des menstrues était produit par la lune, puisqu'il se réglait sur son cours. Il y avait bien une foule d'objections à se faire là-dessus, dont la première eût été celle-ci : pourquoi, si la lune a réellement cette influence, le retour des menstrues n'est-il pas soumis à certaines de ses phases ? Une observation plus attentive eût ensuite prouvé que l'intervalle entre deux menstruations successives était de vingt-sept jours et non d'un mois. Mais personne ne s'avisa de suspecter l'influence suprême qu'on alléguait. Aussi je ne sais plus quel Grec, rempli de cette idée que la vie des femmes s'écoule sous l'influence de la lune, les appela-t-il *sélenites*, c'est-à-dire *lunaires*, mot que plus tard on prit le parti de traduire par *lunatiques*.

## § II.

### Origines du célibat.

D'un autre côté, la superstition *exagérant* les idées que la doctrine de Jésus venait d'apporter au monde sur la pureté morale obtenue par la chasteté, déclara que le célibat était l'état le plus agréable à Dieu, et celui dans lequel on pouvait aspirer à la plus haute perfection. Le mariage, dont on avait d'abord détourné les premiers chrétiens dans un but de prosélytisme facile à pénétrer (1), fut dans la suite interdit au clergé : débarrassé de la famille, le prêtre, sans soucis domestiques, devait s'occuper plus ardemment des choses religieuses. Mais d'une mesure d'utilité et d'intérêt, on fit un principe de morale et ce devint un point de dogme que la continence absolue était la plus belle des vertus. Enfin on concéda à peine à l'homme le droit d'accomplir l'*œuvre de chair*, œuvre impure qu'on tolérait comme une des misères de l'humanité et dans la nécessité de se faire une descendance.

Mettre obstacle au rapprochement des sexes en le proclamant une honte, c'est ravaler la femme, égarer

(1) Saint Paul, *Épître aux Corinthiens*.

l'homme, outrager la nature ; enfin sacrifier un de nos appétits les plus puissants à une théorie qui présente les *nécessités* de l'organisation comme des *besoins factices* qu'il faut supprimer, des *passions* qu'on doit combattre, des *vices* qu'on doit étouffer, c'est moins qu'une erreur, c'est une absurdité.

Le célibat est *impossible*, *impie* et *immoral*....... Ceci va soulever contre moi une tempête. Qu'importe ? Il y a longtemps que la comédie du célibat n'en impose qu'à ceux qui ont des yeux pour ne point voir. La dignité de l'homme, le respect dû à la femme et à la nature demandent que cette odieuse comédie finisse.

Le célibat est impossible, parce qu'il ne tient pas compte des lois physiologiques, et que, malgré tous les beaux raisonnements qu'on voudra se faire, il n'en restera pas moins vrai que tous les organes ont leur influence *invincible* sur l'économie.

Le célibat est impie : c'est une mutilation volontaire, réfléchie. Dieu vous a donné tel organe, c'est que cet organe vous était nécessaire ; il vous l'a donné pour tel but : vous supprimez le but, vous rendez l'organe inutile, c'est comme si vous le retranchiez. De quel droit le retrancheriez-vous ? Jamais on ne me persuadera que l'homme puisse ou doive refaire ce que Dieu a fait.

Le célibat est immoral, parce qu'il viole les lois de la nature, mais aussi parce qu'il pousse aux vices les plus dégradants. A l'appui de ce que j'avance, j'invoquerais au besoin l'expérience que j'en ai faite durant mes études médicales. Cette expérience, confirmée par les drames hideux et sans nombre que les feuilles publiques empruntent chaque jour aux annales de la justice, m'a rangé au sentiment de Condorcet, qui appelle le célibat une *immense corruption* (1).

Cependant la doctrine sur laquelle il repose est au fond excellente : la chasteté est une vertu admirable, mais, je le répète, il ne faut rien *exagérer*, pas même les meilleures choses. La continence absolue est mauvaise, surtout quand elle vient d'une pression exercée sur l'organisme par la volonté.

## § III.

### La femme en Orient : Moïse et Mahomet.

Ces théories qui rabaissent la femme, égarent l'homme et violent la nature, nous viennent de l'Asie.

Les Hébreux considéraient la femme comme impure aux époques de la menstruation et de la gestation ; après l'accouchement, elle était soumise à une cérémonie expiatoire, qui avait pour but de la purifier de ses souillures (2). La mère qui enfantait un mâle était cependant moins souillée que celle qui mettait au monde une fille, car, dans le premier cas,

(1) *Esquisse d'un tableau des progrès de l'esprit humain.* Ouvrage posthume de Condorcet.

(2) Lévit., chap. XII, V.

elle restait immonde une semaine seulement ; dans le second, deux semaines (1). La femme, disions-nous, est immonde pendant le cours des règles, et celui qui cohabite avec elle à cette époque est immonde sept jours : la peine de mort même peut être portée contre lui (2). Le mariage est un marché, le père vend sa fille comme une marchandise, le prix d'achat est fixé par la loi. Le divorce est autorisé, les plus futiles prétextes y donnent lieu. Je traduis : « Si un homme a pris une femme qui lui déplaise à cause de quelque souillure (*propter aliquam fœditatem*), il lui écrira un certificat de divorce, le lui mettra dans la main et la renverra de sa maison (3). » Un mari vient à soupçonner sa femme d'infidélité, que le soupçon soit ou non fondé ? La loi de Moïse l'autorise à prendre la malheureuse et à la conduire au prêtre. Celui-ci prépare un breuvage sur lequel il amasse des malédictions et s'approche de la victime, qui, au milieu des angoisses les plus poignantes, attend son arrêt de vie ou de mort. Le prêtre enlève à cette femme le voile qui couvre son visage..... Que se passe-t-il alors ? Le texte biblique est muet, mais la signification générale de cette scène ressort avec tant de force que l'esprit du lecteur supplée aisément à cette lacune. C'était sans doute en attachant sur elle des regards fascina-

(1) Lévit., chap. XII, v. 2, 5.

(2) Lévit., chap. XVIII, v. 19 ; chap. XX, v. 18.

(3) Deuter., chap. XXIV, v. 1.

teurs qu'il adressait ces paroles à l'épouse accusée d'adultère : « Si tu es pure, ce breuvage amer ne te fera point de mal ; mais si tu as fréquenté un autre homme que ton mari, les malédictions que j'ai amassées sur cette eau t'atteindront. Que Dieu alors te maudisse, qu'il fasse pourrir ta cuisse, que ton sein (*uterus*) se gonfle et crève, que ta cuisse pourrisse ! La femme répondra : « Qu'il en soit ainsi ! qu'il en soit ainsi ! » Un frisson d'horreur mal interprété par le prêtre, un regard mal assuré, des larmes arrachées par l'effroi ou l'indignation pouvaient causer la mort de la malheureuse ; car on sait que les imprécations du prêtre étaient écrites sur un parchemin, et que ce parchemin était lavé dans le breuvage ; nul doute aussi que parfois le breuvage ne fût mortel (1). Pour obtenir quelques rares avantages, n'est-ce pas là consacrer un abus terrible, puisqu'il remet aux mains du prêtre un pouvoir arbitraire, sans limites et malheureusement aveugle.

Une femme accusée par son mari d'avoir perdu sa virginité avant le mariage était traduite devant les Anciens, et sur l'examen de ses vêtements on prononçait l'acquittement ou... la mort (2). Mais n'allez pas croire que cette jalousie qui se traduisait par des actes d'une aussi féroce brutalité, impliquât en rien le respect de la femme. Moyennant quelques coups

(1) Nomb., chap. I, v. 2 et suiv.

(2) Deuter., chap. XXII, v. 13 et suiv.

de bâton, un maître pouvait *violer* son esclave (1) ; l'adultère était puni moins pour sauvegarder les mœurs que la propriété : « Tu ne désireras ni la femme, ni le bœuf, ni l'âne, ni la servante de ton prochain, ni autre chose qui lui *appartienne.* »

Préoccupé des moyens à opposer aux appétits grossiers de cette peuplade indocile, Moïse déclara le coït impur et l'entoura de formalités (2) qui tendaient à en diminuer la fréquence. Sous ce climat de feu, il dut faire des soins de propreté des prescriptions légales et obligatoires : après le coït on doit se laver tout le corps et rester immonde jusqu'au soir. Ces ablutions commandées si souvent par le législateur préviennent, dans certains cas, les maladies vénériennes ; or ces maladies décimèrent les Juifs dans le désert et mirent leur existence en question. Il est très-facile, à la description détaillée qu'en fait le prophète, de reconnaître ce qu'il appelle le *flux de semence* pour l'écoulement blennorrhagique.

Tous ces commandements ont leur raison d'être dans le Pentateuque ; mais qu'on ait pris à la lettre et pour des maximes de morale, les prescriptions que Moïse écrivait spécialement pour les Hébreux dont il voulait, je le répète, combattre les grossiers penchants, c'est un contre-sens physiologique énorme, c'est une monstruosité.

(1) Lévit., chap. XIX, v. 20.

(2) Lévit., chap. XV, v. 16 et 18.

Les Juifs ne faisaient pas exception sous ce rapport : de tous temps les peuples orientaux ont rabaissé la femme et l'ont condamnée à l'esclavage. Comme Moïse dans la Bible, Mahomet dans le Coran consacre leur infériorité en ces termes : « Les hommes sont supérieurs aux femmes, car Dieu en les dotant plus richement de ses dons les a élevés au-dessus d'elles. Vous réprimanderez celles qui n'obéiront point à vos ordres, vous pourrez même les frapper. » Mahomet pense qu'une femme vaut la moitié d'un homme, il déclare que les femmes formeront la majorité des damnés, et que la félicité des femmes qui entreront au Paradis ne sera pas aussi grande que celle des hommes. Dans le partage de l'héritage paternel, les fils prennent une part double de celle des filles.

# CHAPITRE VII.

## RÉHABILITATION DE LA FEMME.

§ I. Influence du christianisme sur la condition de la femme. — § II. La femme chez les races germaniques : la chevalerie. — § III. La femme de notre époque.

---

## § I.

### Influence du christianisme sur la condition de la femme.

Le christianisme, fruit de la civilisation asiatique, ne pouvait guère dans le principe inspirer de plus justes idées sur la nature physique et morale de la femme. Toutefois, le Christ, ce grand législateur, en consacrant l'indissolubilité du mariage, établit la famille et par conséquent la société sur une base plus solide et plus large, mais il faut reconnaître que c'était moins la réhabilitation de la femme que la constitution de la société qu'il cherchait à réaliser. La dignité de l'épouse, l'inviolabilité de la mère furent reconnues ; quant au reste, on maintint la prétendue impureté de la femme, et, comme précédemment, on fit de son infériorité physique et morale un prétexte à son esclavage.

Le plus fervent et le plus intelligent des propagateurs du christianisme, saint Paul, a traité maintes fois les femmes avec une dureté peu gracieuse et un mépris tout oriental. « Je ne permets pas à la femme d'enseigner ni de s'élever au-dessus de l'homme, écrit-il à son disciple Timothée ; elle doit garder le silence, car Adam a été créé le premier, Eve a été créée ensuite. Ce n'est pas Adam qui a été séduit, c'est la femme qui a prévariqué et s'est laissé séduire. » Dans une autre lettre à l'Église de Corinthe, il blâme sévèrement les femmes qui s'étaient oubliées jusqu'à prendre la parole dans les assemblées des fidèles : « Que les femmes se taisent dans les assemblées ; car il ne leur est pas permis de parler : elles doivent être *soumises, comme la loi le porte;* si elles veulent s'enquérir de quelque chose, elles peuvent interroger leurs maris à la maison, mais il est honteux qu'une femme prenne la parole dans une assemblée. »

Au quatrième siècle, saint Augustin fait consister la principale vertu de sa mère, pour laquelle il ressentait une affection sans bornes, dans la soumission la plus aveugle qu'elle avait vouée à son mari Patricius, homme brutal et colère, et dans les doctrines que Monique enseignait aux autres femmes, leur disant que du jour où elles avaient entendu lire les articles du Code qu'on nomme conjugaux, elles avaient dû se considérer comme esclaves (1).

(1) *Confessions*, liv. IX. chap. IX.

L'épouse chrétienne de cette époque est donc un être inférieur qu'on n'estime qu'autant qu'il est soumis et passif.

Je ne sais plus dans quel concile provincial, au VIe siècle, on remit sur le tapis une rêverie de Platon, en posant la question de savoir si la femme avait une âme. Il se trouva des gens pour le nier.

## § II.

### La femme chez les races germaniques : la chevalerie.

Mais les doctrines primitives du christianisme se modifièrent au contact des peuples qu'elles envahissaient. Ses théories sur la femme eurent le sort de beaucoup d'autres et s'effacèrent peu à peu devant le culte respectueux que la famille germanique professait pour cet être si maltraité en Orient. Ce contraste entre les races Occidentales et les races Orientales, pour leur conduite à l'égard de la femme, est assez singulier pour qu'on le signale ici.

Lisez les poëmes Ossianiques recueillis par Macpherson, partout vous y trouverez le respect et l'amour de la femme porté jusqu'à l'idolâtrie. Tacite (1) raconte que les Germains professaient pour la femme un véritable culte, qu'ils la considéraient comme un être surnaturel communiquant avec les dieux et pos-

(1) Lib. *De Moribus Germanorum.*

sédant le don de prophétiser. César (1) s'accorde avec cet historien et nous apprend que le germain Arioviste lui refusa constamment bataille, parce que les femmes s'opposaient à ce qu'on engageât l'affaire avant la nouvelle lune. Les Celtes avaient dans beaucoup de contrées confié à des jeunes filles le sacerdoce qu'ils considéraient comme la fonction la plus haute. Plus tard, on vit les preux descendants de ces barbares vouer leur existence à la protection et au culte de ce sexe faible et charmant.

L'Eglise, qui intervenait dans toutes les institutions au moyen-âge, pour se les approprier, voulut consacrer spécialement ceux qui donnaient ce noble but à leur vie. La chevalerie fut fondée et devint une sorte d'ordre religieux; on vit même des chevaliers faire du célibat le premier de leurs statuts. Contradiction ridicule ! Avait-on oublié que l'origine et le motif de la chevalerie n'existaient que dans l'amour?

## § III.

### La femme de notre époque.

Cependant sous l'influence des mœurs et des idées de l'Occident le culte de Marie commençait à naître, et atteignait rapidement des proportions colossales; on faisait à cette femme une place au ciel près du trône de Dieu au-dessus des anges et des saints :

(1) *Comment. de Bello gallico.*

elle devint la personnification du beau idéal dans la femme. En vérité, ce type est plein de suavité et de grâce, il est sublime, car il réunit, par une fiction touchante, ce qu'il y a d'adorable et de grand dans la femme, la virginité et la maternité.

Nous sommes, comme on voit, bien éloignés du point de départ : la réhabilitation de la femme est proclamée par la même religion qui avait importé en Europe les idées orientales sur son compte. Mais à quelle influence faut-il rapporter cette réhabilitation ? A l'influence germanique sur la civilisation actuelle.

A toutes ces considérations qui sortent un peu de mon plan, je n'ajoute plus qu'un mot : la réhabilitation de la femme, comme presque toutes les réactions, a été excessive. Oubliant que ses titres à notre respect et à notre amour constituent une véritable infériorité physique et morale, séduits par sa grâce, enivrés par sa beauté, nous nous sommes prosternés devant cet être faible et souffrant. Inconséquents avec nous-mêmes nous l'avons torturé et rendu méchant. Nous l'avons puni de ses faiblesses que nous aurions dû lui pardonner ; nous lui avons fait un crime de sa mobilité, source de son exquise délicatesse. Nous avons initié la femme aux affaires extérieures, elle qui devait passer sa vie à notre foyer, et souvent il est arrivé que, préservée par sa constitution des excès qui nous abrutissent, elle nous a écrasés du poids d'une supériorité morale que lui refuse la nature et que notre mollesse ou notre intempérance lui abandonne ou lui assure ; nous l'avons dépravée en lui soufflant le génie de l'intrigue et de la ruse, en la faisant sortir de son double rôle d'épouse et de mère. La brutalité des Orientaux nous fait honte, notre faiblesse leur fait pitié.

Ici se termine l'indication des principaux traits qui constituent le tempérament physique de la femme. La seconde partie de cette esquisse sera, pour ainsi dire, une suite de déductions tirées de ces prémisses. C'est en procédant ainsi avec méthode que nous espérons arriver à des appréciations exactes et rigoureuses.

FIN DE LA PREMIÈRE PARTIE.

# DEUXIÈME PARTIE.

# DU TEMPÉRAMENT MORAL DE LA FEMME.

## CHAPITRE I^er.

### L'ANIMAL CHEZ L'HOMME.

§ I. L'homme est le dernier, le plus parfait, l'abrégé de tous les êtres créés avant lui. — § II. L'homme est quadruple : la division en corps et en âme est incomplète. — § III. Qu'est-ce que l'animal? — § IV. Sensibilité. — § V. Motricité. — § VI. Mémoire. — § VII. Penchants. — § VIII. Appétits. — § IX. Instincts.

### § I.

L'homme est le dernier, le plus parfait, l'abrégé de tous les êtres créés avant lui.

Comme dans la génération de l'être organisé, on observe dans la vie de l'être pensant une série de métamorphoses qui tendent à un état stable, définitif, parfait. La pensée se transforme et se perfectionne, mais, si elle a cela de commun avec l'organisation, elle en diffère en ce que jamais elle ne parvient à un état qui termine son développement. Borné toutefois chez l'individu (et indéfini seulement dans l'espèce), ce progrès de la pensée se traduit par des créations successives, de quelque genre que ce soit, dont chacune prépare la suivante, et dont les deux extrêmes, reliées entre elles par un plus ou moins grand nombre de créations intermédiaires, représentent, l'une le germe informe et rudimentaire, l'autre l'embryon développé et parvenu à une organisation définitive.

Les métamorphoses probablement subies par notre planète, avant d'arriver à l'état présent, ont un rapport saisissant avec celles dont nous parlons. Il n'y eut d'abord sur la surface de la terre que des minéraux en fusion qui se cristallisèrent par le refroidissement. Les vapeurs, dégagées de cette immense fournaise, retombent en pluie et forment les océans ; le refroidissement se trouve hâté par cette précipitation des eaux et une croûte solide, fendillée surnage sur cette mer de feu. Telle fut la première phase de la génération du globe.

Alors les premiers végétaux, d'une forme simple, d'une organisation vague, apparaissent sur ce terrain mouvant et aride. Le sol fécondé par leurs détritus donne naissance à de vastes forêts : ces forêts ensevelies, par suite de l'affaissement subit ou lent des contrées où elles se trouvaient, forment les bassins houillers. Telle fut la seconde création. Le minéral est un cristal, c'est-à-dire une réunion de molécules groupées symétriquement, le végétal est un être vivant, c'est-à-dire un ensemble d'organes concourant à accomplir la nutrition et la reproduction de cet être. Comme le minéral, le végétal est symétrique, mais de plus il est organisé. On peut donc dire que la seconde création ajoute aux caractères de la première des caractères particuliers ; mais il faut ajouter, ce que j'ai démontré ailleurs (1), qu'elles se relient et procèdent l'une de l'autre.

En fouillant dans les profondeurs de l'écorce du globe on observe, à mesure qu'on remonte vers la surface, un perfectionnement organique, un progrès marqué dans les végétaux fossiles. Puis, en même temps que les végétaux les plus parfaits se montrent, apparaissent les animaux les plus inférieurs : limaces monstrueuses, poissons et batraciens énormes, reptiles marins, serpents volants, toutes races gigantesques disparues à jamais. Puis viennent les oiseaux et les insectes, les mammifères les plus imparfaits, dans les derniers dépôts des pachydermes et des ruminants. Enfin des ossements de singe semblent annoncer la venue prochaine du roi de la terre. L'écorce du globe est, comme on voit, un vaste tombeau où tous

(1) *Du Panthéisme et du Spiritualisme dans leurs rapports avec les sciences naturelles*, par H.-F. Delaunay. London, 1860.

les êtres qui ont précédé l'homme sur notre planète reposent dans leur ordre de succession. C'est dans les profondeurs de cette sépulture, jusque-là ignorée, que le génie de Cuvier est allé chercher les annales perdues de la troisième création. L'animal présente les éléments du végétal ; il se nourrit et se reproduit, mais de plus il se meut, sent et perçoit ; sa structure plus compliquée traduit ces différences intimes.

Mais voici qu'un dernier ouvrage va terminer cette série de créations, résumer tous les êtres précédents, et constituer un être supérieur à tous les autres, parce qu'il contiendra un nouvel élément d'une perfection suprême. Cet être sera à la fois *minéral*, puisqu'il aura un substratum matériel ; *végétal*, puisqu'il se nourrira et se reproduira ; *animal*, puisqu'il percevra les impressions du dehors ; mais de plus il sera *moral*, caractère unique qui l'élève au-dessus du reste de la création. Cet être surprenant, l'alpha et l'oméga de l'œuvre divine, sorte de livre dans lequel le créateur a écrit en caractères mystérieux les merveilles de l'univers, c'est l'homme, l'image et la gloire de Dieu.

## § II.

L'homme est quadruple : la division en corps et en âme est incomplète.

Pour connaître complétement l'homme, il faut donc l'étudier sous ces quatre aspects. La théorie qui le suppose double, c'est-à-dire composé d'un corps et d'une âme, a l'inconvénient de confondre d'un côté ce qui est de l'animal avec ce qui appartient à l'être moral, de l'autre ce qui appartient à l'être vivant avec ce qui ne convient qu'à l'être brut. Toutefois, comme elle est la seule reconnue et employée, j'ai dû l'admettre dans le titre et la distribution de cette étude, me promettant de rectifier, comme je le fais maintenant, ce qu'elle a de défectueux et d'incomplet.

## § III.

### Qu'est-ce que l'animal?

Nous avons passé en revue chez la femme les fonctions végétales, nous arrivons à étudier l'animal; mais auparavant faut-il le définir.

L'animal sent, se souvient, aime et hait, parce qu'il jouit et souffre; il a des instincts, parce qu'il a des appétits; des penchants, parce qu'il a des sensations. Tels sont les principaux phénomènes qui le caractérisent.

## § IV.

### Sensibilité.

Qu'est-ce que sentir ?—Les nerfs, qui partent du cerveau, traversent les organes, viennent dans la peau serpenter le long de petites éminences coniques, qu'on nomme *papilles*, puis retournent à leur point de départ. Si un objet entre en contact avec ces éminences, il comprime le nerf sur leurs contours : on dit alors qu'il fait *impression* sur elles. Cette impression est portée au cerveau par le filet nerveux correspondant à la papille touchée. L'impression arrivée au cerveau, nous la *percevons*, c'est-à-dire que nous avons conscience de la présence de l'objet et de ses qualités. Est-ce la main qui le touche? nous apprécions sa température, sa forme, sa consistance, son volume, son poids, la distance qui le sépare de nous.—Est-ce le nez qui le flaire ? les particules qui s'échappent de sa masse viennent s'arrêter sur la musqueuse qui tapisse les fosses nasales, s'y dissolvent et en même temps excitent les papilles nerveuses de cet organe. L'odeur du corps nous est révélée. — Est-ce la langue qui le goûte? l'impression se fait d'une manière analogue à la précédente sur les papilles de cet organe et nous fait connaître la saveur du corps.— Est-ce l'oreille qui l'entend, l'œil qui le voit ? c'est que les molécules qui le composent ou bien ébranlent le nerf acoustique de leurs vibrations, ou bien frappent la rétine de leurs ondes lumineuses. Dans tous les cas, c'est un corps qui directement ou indirectement agit sur un nerf pour le comprimer, l'exciter, etc..., *l'affecter* enfin d'une manière quelconque qui produit la sensation. La sensation consiste donc : 1° dans l'impression d'un objet sur les nerfs ; 2° dans la transmission de cette impression au cerveau ; 3° dans la perception de l'impression transmise.

## § V.

### Motricité.

Mais il y a dans l'économie d'autres nerfs que ceux qui accomplissent la sensation, ce sont ceux qui nous servent pour les mouvements. L'animal *veut*, et aussitôt un nerf porte l'ordre du cerveau aux muscles qui doivent entrer en exercice. Ces muscles se contractent, se raccourcissent et font mouvoir les os qui transportent le corps çà et là. Les deux espèces de nerfs chargés de fonctions si diverses se ressemblent si parfaitement que l'anatomie est réduite à des signes presque artificiels pour les distinguer. Ne serait-ce pas là un nouveau signe de l'ignorance où nous sommes sur tout ce qui touche aux fonctions du système nerveux?

## § VI.

### Mémoire.

L'animal se *souvient*, c'est-à-dire qu'il garde les sensations du présent pour les faire revivre en lui-même dans l'avenir. La mémoire est la conséquence nécessaire de la sensation; car, sans la mémoire, que servirait à l'animal de sentir ? La sensation, qui a pour but de le renseigner sur les qualités des corps placés autour de lui, de lui montrer ceux qui lui répugnent et ceux qui lui conviennent, la sensation, dis-je, restreinte dans sa durée au moment où elle se produit, ne pourrait plus faire l'éducation de l'animal.

## § VII.

### Penchants.

L'animal sent : il en faut conclure qu'il souffre et jouit, qu'il recherche ce qui l'affecte d'une manière agréable, qu'il fuit ce qui l'affecte désagréablement ; il aime donc le plaisir physique, il hait la douleur physique, et c'est pourquoi nous disons qu'il a des *penchants* et non des sentiments.

## § VIII.

### Appétits.

Il a des besoins : les uns regardent la vie végétale, les seconds la vie animale. Pour satisfaire les premiers, la nature lui a donné les *appétits* qui correspondent aux deux grandes fonctions de nutrition et de génération.

## § IX.

### Instincts.

Pour satisfaire les seconds, elle l'a doué de certaines tendances irréfléchies et invincibles, lui a enseigné certaines industries qu'on nomme *instincts* et dont les principaux sont l'instinct de la progéniture et l'instinct de la conservation.

# CHAPITRE II.

## DE L'ANIMAL CHEZ LA FEMME.

§ I. Des sens. — § II. Des appétits. — § III. Des instincts.

---

### § I.

### Des sens de la femme.

Laissant de côté la mémoire qui ne nous offrirait rien d'important ou de caractéristique, nous aurons donc à étudier chez la femme les conditions de la sensation et de l'activité volontaire, la nature de la douleur et du plaisir, à constater chez elle l'énergie relative des appétits, à apprécier ses instincts, en les comparant à ceux de l'homme.

Comme on l'a montré plus haut, nous en sommes réduits à l'induction et à l'hypothèse pour apprécier la nature du tempérament nerveux de la femme ; la science bégaye, la phrénologie extravague. Toutefois l'observation la plus superficielle nous apprend que chez la femme le système nerveux est organisé d'une manière différente, et probablement plus délicate que chez l'homme. Il résulte pour elle de cette condition tout organique une susceptibilité plus grande à la jouissance comme à la souffrance ; mais il arrive, à cause de sa faiblesse, que l'excès de ces deux affections l'anéantit momentanément. Chez l'homme, avant que cette défaillance survienne, il faut que l'émotion ait été portée à un plus haut degré, ce qui suppose une secousse physiologique plus violente.

Les sens de la femme sont donc plus impressionnables que les nôtres ; à ce caractère, il faut en ajouter un second, c'est la différence que chaque sexe manifeste dans l'appréciation de la douleur et du plaisir physiques. Le palais de la femme recherche des saveurs douces, le nôtre les veut agréables et vives ; les parfums qu'elle aime sont exquis, ceux que nous préférons sont plus énergiques ; son œil se réjouit de l'éclat et de la variété des couleurs, du caprice et de la mollesse des lignes ; le nôtre attache plus de prix aux proportions des objets, aux rapports des parties qui les composent, qu'à la rigueur de la symétrie et à l'agrément du dessin ; il sent moins vivement la coloration. Enfin, la délicatesse de sa peau s'offenserait de ce qui nous impressionne à peine. Les répugnances que les femmes éprouvent pour certaines sensations sont encore une preuve de la délicatesse de leurs sens : la vue d'un animal hideux leur cause de l'horreur, une odeur fétide les fait tomber en défaillance, un son désagréable ou prolongé agace leurs nerfs. Pour me servir d'une comparaison banale mais exacte, la femme ressemble à ces harpes éoliennes suspendues dans l'air, dont les cordes, agitées par un léger souffle, rendent des sons harmonieux et se brisent sous la main rude et inhabile qui en voudrait tirer des accords.

Chez elle l'activité volontaire, c'est-à-dire la force physique, est moins puissante que chez l'homme ; la pauvreté relative de son sang et la structure moins développée du tissu musculaire qui en est la suite, expliquent cette différence. Aussi la fatigue l'abat-elle plus vite que nous, et les efforts dont elle est capable comportent-ils moins de vigueur et de durée. Elle s'accommode facilement d'une vie sédentaire qui lui ménage des occupations peu violentes ; ces occupations domestiques ne constitueraient pas un exercice suffisant à la force musculaire de l'homme, et le sang plus impétueux qui coule dans nos veines supporterait mal cette vie calme et paisible que la femme doit passer à notre foyer.

## II.

### Appétits de la femme.

L'appétit est ce qui nous pousse invinciblement à satisfaire un besoin de la vie végétale ; on comprend que sa force varie selon le développement de la fonction à laquelle il correspond. Or, comme chez la femme les fonctions végétales sont moins développées que chez l'homme, nous pouvons en conclure *a priori* que les besoins qui naissent des appétits sont moins impérieux. Une nourriture légère et peu abondante lui suffit, une boisson rafraîchissante calme sa soif; mais à nous dont le sang est plus exigeant, il faut une alimentation plus riche, une boisson plus échauffante.

Quant à l'appétit qui concerne la fonction génératrice, il me semble qu'étant généralement (1) proportionné pour sa force à l'énergie de la nutrition, il doit être moins vif chez la femme que chez l'homme. Les anciens expliquaient cela par la quantité surabondante des humeurs (2), qui éteignent l'ardeur du sang de la femme. Ce fut l'opinion dominante du moyen-âge; cependant à côté d'elle on en voyait parfois poindre une selon laquelle les désirs de la femme auraient été insatiables et ses ardeurs amoureuses empreintes d'une fougue inconnue à notre sexe: « Nous sommes bien avant ès estables d'Augias, dit un vieil écrivain du XVIe siècle (3), estans venus à déclarer l'impudicité d'aulcunes femmes, lesquelles, combien qu'elles ayent la clef d'honneur entre les mains, toutesfois laissans l'honneur et oublians le debvoir de leur conscience se laissent emmener là où vertu et raison répugnent; de sorte que la renommée de leur lubricité est parvenue jusques à notre siècle auquel se trouve tant de femmes qui ont mis leur honneur à l'enquant, et ont été si discontinentes que si toutes

(1) Je dis *généralement*, car la débauche exagère singulièrement cet appétit et détruit l'équilibre des fonctions.

(2) Théorie de Gallien empruntée à Aristote.

(3) *De la Bonté et de la Mauvaistié des Femmes*, par Jehan de Marconville, 1563.

les parties de mon corps estoient converties en langues, elles ne me sembleroyent toutesfois assez suffisantes pour exprimer la moindre partie de leur lubricité, principalement de celles qui plantent des cornes à leurs marys..... Depuis que la femme vient à oublier Dieu et qu'elle se laisse emmener là où sa sensualité l'invite, et lasche la bride à l'amour lascif, elle devient pire et plus échauffée que les bestes brutes et insensées. » Ainsi le plus souvent chez la femme la pudeur n'est qu'un calcul, la timidité qu'un prétexte.

C'est une erreur : la jouissance doublée par le souvenir ou l'attente, exaltée par l'imagination, la débauche ou l'amour peut provoquer en elle, comme en nous, des désirs déréglés, des besoins factices, des ardeurs impétueuses ; mais il n'en reste pas moins vrai que le besoin du coït est et doit être chez elle moins impérieux que chez l'homme.

L'énergie de l'appétit générateur varie chez le même individu :

1° Avec le tempérament : nous venons de voir comment et pourquoi ;

2° Avec l'âge : vers la puberté, l'appétit générateur se produit avec une violence qu'expliquent la nouveauté des sensations, le charme de l'inconnu, l'attrait du mystère. Au moment où la menstruation va cesser, il y a chez la femme une crise : les désirs semblent renaître avec la fougue de l'adolescence, on dirait que l'organisation veut se dédommager par un effort suprême et une activité extraordinaire du sommeil qui doit l'envahir.

3° Avec les habitudes : l'oisiveté et les occupations qui n'exercent ni le corps ni l'esprit ; les lectures lascives, les bals, etc.... lâchent la bride à l'imagination, donnent libre carrière aux désirs. Le climat lui-même n'est pas sans influence sur cet appétit.

4° Avec l'époque : vers le printemps, au retour des règles, l'aiguillon de la chair semble redoubler de vivacité.

La femme, qui a été moins favorisée que l'homme sous certains rapports, a été en revanche affranchie de la plupart des nécessités physiques qu'il subit, et, si elle a été douée d'une constitution moins puissante, elle n'a pas été exposée comme nous aux inconvénients qu'entraîne l'énergie des appétits. Il y a là un haut enseignement ; chaque présent de la nature devient une responsabilité ; exigeante pour ceux qu'elle comble de ses dons, elle se montre indulgente quand elle a été avare. Ainsi, à quelques rares exceptions près, l'ivrognerie respecte la femme.

On me dira sans doute que c'est la dépravation de la chair qui accumule ce nombre toujours croissant de courtisanes dans les maisons de prostitution. Non. Des recherches précises et assez étendues m'ont prouvé que sur *cent* de ces malheureuses *quatre-vingt-dix* environ s'y trouvent amenées par la fainéantise et le goût immodéré de la toilette. Ajoutez à cela le salaire insuffisant des ouvrières des villes, qui les place entre la misère et la honte, vous aurez nommé les principales sources qui alimentent les mauvais lieux.

Cette préservation que la femme trouve dans la faiblesse de son organisme, est évidemment un avantage négatif; mais tout négatif qu'il est, ne compense-t-il point en partie l'infériorité de son sexe? N'augmente-t-il pas encore le prestige exercé par sa beauté? Nous aimons la femme pour sa pudeur, pour ses souffrances, pour ses charmes; nous lui envions l'allégement des besoins physiques qui la rend à nos yeux un être éthéré; nous lui tenons compte des vertus dont la nature lui a fait presque une nécessité et dont la pratique exige chez nous des efforts et de la persévérance.

## § III.

### Des instincts de la femme.

Il n'y a rien à dire de l'instinct de la conservation personnelle.

Quant à l'amour des mères pour leurs enfants, il est à peine utile de remarquer qu'il dépasse le sentiment éprouvé par le père pour sa progéniture. N'est-ce pas là une prévoyance qu'on ne saurait trop admirer? Croyez-vous que si la nature n'eût pas pris soin de développer chez la femme l'instinct dont nous parlons, cet être si faible et si souffrant eût été capable de remplir le rôle que lui impose la maternité?

Croyez-vous que si elle n'eût pas été poussée par une force fatale, invincible, la force de l'instinct, elle eût puisé en elle-même l'ardeur qu'elle met à se sacrifier au nouveau-né ? Une mère ! quels souvenirs émouvants, quelles pensées tendres et pieuses ce mot réveille en nous ! une mère c'est le symbole du dévouement, de l'amour le plus pur et le plus divin. Oh ! respect à la femme, puisqu'une femme a été notre mère.

Si nous effleurons à peine toutes ces choses, c'est qu'elles se trouvent développées partout ; et si nous les écrivons, c'est qu'elles ne sont réunies nulle part.

# CHAPITRE III.

## DE LA PRÉTENDUE MALICE DES FEMMES.

§ I. Éloge de la femme. — § II. Critique de la femme. — § III. M. Déchanel. — § IV. Conclusion.

---

### § I.

#### Éloge de la femme.

Avant d'entrer dans l'étude de la nature morale de la femme, je dois dire un mot sur la manière dont la plupart des auteurs ont traité cette question et apprécier le parti pris qu'ils y ont généralement apporté.

Un vieux livre du XVI^e^ siècle, ouvrage d'un certain *sire Jehan de Marconville, écuyer, gentilhomme percheron* et portant la date de 1563, est venu, je ne sais par quel hasard, sous ma main, au moment où j'écrivais cette esquisse, son titre *De la Bonté et de la Mauvaistié des Femmes*, excita vivement ma curiosité ; mais, au lieu du trésor que l'imagination m'avait fait espérer dans ces pages, je ne trouvai qu'une compilation d'anecdotes naïve et souvent puérile, animée parfois cependant d'un ton vif et spirituel.

Cet ouvrage, d'une simplicité enfantine pour la conception, est divisé en deux parties, comme le titre l'indique. Dans la première qui traite de la bonté des femmes, l'auteur y accumule tous les faits historiques à leur avantage. On y voit, par exemple :

Que la femme est supérieure à l'homme, parce qu'elle a été créée en paradis et faite du corps humain, c'est-à-dire de matière organisée, tandis qu'Adam a été pétri de boue, hors de l'Eden.

Que la faute d'Eve a été profitable à toute sa race, puisqu'elle nous a valu le rédempteur.

Que l'invention des tissus et des arts domestiques doit être rapportée à la femme.

Que les femmes peuvent égaler les hommes par le génie aussi bien que les étonner par des prodiges de constance et de vertu ;

Que les femmes ont converti beaucoup de princes à la foi chrétienne, témoins Egilbert roi d'Angleterre, Clovis roi des Franks et un prince Goth qui furent catéchisés par leurs épouses ;

Que les femmes ont été les premières messagères de la résurrection de Jésus ;

Qu'une femme a consenti que son fils mourût pour notre salut ;

Que Jeanne d'Arc a sauvé la France et Judith la Palestine ;

Qu'une femme par son savoir est parvenue au trône pontifical (1);

(1) Quoique les notes et les citations me répugnent, je citerai cependant le passage relatif à cette histoire, dont des gens mal informés ou de mauvaise foi ont récemment contesté la véracité. Le fait est attesté par les écrivains de l'époque et c'est en vain que les papes ont essayé de le rendre contestable en altérant les manuscrits et au moyen de grossières erreurs chronologiques.

« L'exemple n'est icy proposé pour estre imité, ains parce que c'est une des esmerveillables choses qui soit jamais advenue au monde, qu'une femme ait acquis un si grand sçavoir que pour la singularité d'iceluy elle ait esté reçüe au souverain pontificat, estant icelle trouvée en habit viril. Or elle estoit d'Angleterre et ses parents yssus de Mayence, laquelle en sa jeunesse print l'habit d'homme, et, laissant son païs, s'en alla en la ville d'Athènes où pour lors floryssoient les estudes générales et où elle proficta beaucoup ès bonnes lettres, et depuis se retirant à Romme leut publiquement ès eschollés en habit de docteur et acquit la réputation d'un des plus sçavants hommes de son temps; et vint sa faveur et crédit en telle autorité, que, vacant le siège papal par la mort de Léon quatriesme, environ l'an de N. S. J. C. 862, qu'estant réputée masle elle fut esluë au souverain pontificat et y tint le siège deux ans, un moys, quatre jours. » Mais dans la seconde partie du livre, Marconville reproche à la femme ce titre de gloire comme une profanation : « Il s'est trouvé, dit-il, une femme plus hardie que toutes les autres, laquelle par son astuce est rampée jusques au trône pontifical. Mais estant en cest estat sans avoir égard à la conservation de sa chasteté, eut compaignie d'un sien serviteur de sorte que le ventre luy esleva et devint grosse. Ainsy qu'elle allait, selon l'accoustumée solemnité, visiter l'église de Saint-Jean-de-Latran, elle enfanta

Qu'enfin Lucrèce est morte pour ne pas vivre avec son déshonneur,... etc., etc.

## § II.

### Critique de la femme.

Après ce beau panégyrique qui ne prouve rien, parce que toutes les histoires qu'il contient sont ou bien puériles, ou bien des exceptions dont on ne peut tenir compte dans une étude d'ensemble, le sire de Marconville, entreprend d'enregistrer tout ce que les femmes ont commis de blâmable, et, tout en déclarant *qu'il n'entend point retourner sa robe et*

en grande douleur une créature humaine qui mourut soudainement avec la mère, et furent tous deux sans aucun honneur et pompe funèbre ensépulturez. Et pour ceste occasion, la commune opinion est que quand les souverains pontifes (qui depuis ont esté) vont de ce costé là, lorsqu'ils approchent du lieu où feut l'enfantement, prennent leur chemin par une autre rüe, en détestation d'un crime si horrible et si abominable. Et mesmes en ceste rüe y a sur pieds une statue de pierre qui représente la mort et l'enfantement de ceste impudique et effrontée femme. Mais, pour ce que Platine (1) en la *Vie des Papes*, Sabellique, liv. I, Ennearde, liv. IX, Raphaël Volaterran (2), liv. XXII, Bergomense, liv. XI, Boccace et le Fardelet du temps ont diligemment enregistré ceste histoire en leurs escrits, cela me donne occasion de n'en parler davantage, joinct qu'elle est mal honorable pour la chrétienté. »

(1) *Invitas summorum pontificum ad Sixtum IV*. 1479, Venise.

(2) *Commentarii Urbani*, 1506, et Paris 1526.

*souffler de la même bouche le chaud et le froid*, il se lance dans la critique des femmes avec une verve qui provoque le sourire.

Il termine et résume ainsi cette seconde partie : « Mais qui n'aura faict expérience de la mauvaistié des femmes, lise ce que Marc-Aurèle en a escrit, et il trouvera que jamais personne n'escrivit mieux leur légèreté, inconstance, procacité, impudence, opiniastreté, ultion, obscénité, astuce, pétulance et autres affections qui leur sont connaturelles, qu'a faict ce grand orateur ; tellement que par ses escrits l'on peut entendre que la femme ne semble avoir esté produicte sur la terre pour aultre cause que pour tourmenter les humains et leur donner mémoire et souvenance de tous maux, malheurs et misères : car la mauvaise femme peut plus porter de nuisance que la mer esmüe par les flots, plus brusler et consommer que le feu, plus que pauvreté à tout malheur conduire, plus que la guerre abattre et assommer, plus que la mort mal faire et bien destruire, car faire finesse, folier, fausser foy, frauder, foüiller, feindre, flatter, fascher, farder son corps, faire un lict et le défaire, c'est tout ce que femme peut faire (1)... Pour le faire bref, il n'y a mauvaistié qui soit à comparer à la malice de la femme mauvaise, laquelle, tesmoing Salomon, ne peut estre évitée que par la seule grâce de

(2) L'auteur appelle toutes ces belles qualités : *les choses qui se commencent par F que sçait bien faire la femme.*

Dieu... Que la femme soit incomparablement plus mauvaise que l'homme, il est assez notoire non-seulement par les exemples des histoires, mais aussi par l'expérience quotidienne, et mesme il ne se trouve poinct par les sainctes lettres et escritures sacrées que N. S. J. C. ou ses apôtres ayent chassé du corps des hommes plus d'un diable, mais l'Evangile nous témoigne de vérité que le Sauveur du monde chassa sept diables d'une femme. Aussi pour baptizer un fils, selon le baptesme accoustumé de l'Eglise romaine, on ne prononce le nom du diable que vingt fois, mais au baptesme d'une fille, on le prononce par trente fois, pour l'exorciser et adjurer, comme s'il estoit plus difficile à chasser d'une femelle que d'un masle. Et le poète François a laissé par escrit que la mauvaise femme ressemble à un Sainct-Michel renversé parce que sainct Michel a le diable aux pieds et la femme l'a à la teste... Il y a un proverbe : *Qu'il n'y a cheval ne mauvais ne bon auquel ne faille l'éperon*, et *qu'il n'y a femme mauvaise ne bonne qui ne mérite qu'on la bastonne*, lequel proverbe ne doit avoir lieu toutesfois parmi les chrétiens pour l'exécution, mais bien pour estre dict en manière de passe-temps et joyeuseté. Comme l'on dict aussi un autre proverbe vulgairement : *Qui a une femme, une chèvre et une mule, il a trois mauvaises bestes...* »

La meilleure et la plus plaisante de ces naïvetés c'est que ce livre a été composé en l'honneur d'une demoiselle à laquelle le bon gentilhomme désirait l'offrir pour ses étrennes.

## § III.

### M. Déchanel.

Eh bien ! ce vieux livre qui n'est après tout qu'un double plaidoyer où la cause des femmes est débattue, et dans lequel l'auteur a prétendu simplement exposer les pièces du procès, résume beaucoup de ceux qui avant ou après lui ont traité la même question.

En effet, presque tous les livres que nous possédons là-dessus, sont ou des panégyriques ou des critiques aussi peu solides les uns que les autres ; la louange comme le blâme qui en ressortent ne prouvent rien. Les uns ont vu dans la femme un être malicieux, doué d'une astuce profonde, d'une méchanceté noire ; les autres un être charmant, orné de toutes les qualités, embelli des plus rares perfections. Les premiers et les seconds ont usé ou plutôt abusé du même moyen pour soutenir leur thèse, moyen du reste très-facile : ils ont extrait des chroniques toutes les belles actions et toutes les infamies des femmes.... Qu'est-ce que cela démontre ? Rien pour la chose en question : cela prouve tout simplement que les femmes dont il s'agit étaient des prodiges de vertu ou de crime.

Un homme d'esprit, M. Déchanel, a eu dans ces derniers temps l'idée de composer un recueil avec les sentences empruntées aux détracteurs et aux panégyristes des femmes. Il en a fait un petit livre fort piquant et qui montre mieux que tout ce que je pourrais dire le peu de cas qu'on doit faire de ces déclamations passionnées ou de ces épigrammes : ce ne sont le plus souvent que des traits d'humeur, des lazzis ou des antithèses forcées.

Aristophane, Euripide, Horace, Catulle, Properce, Juvénal, chez les anciens ; Boccace, Rabelais, Molière, Boileau chez les modernes, fourmillent de ces médisances qu'on pourrait appeler des plaisanteries et qui au fond ne sont pas autre chose. Sa xe satire, dont Despréaux pensait tant de bien, est un paradoxe soutenu en vers vifs et assez agréables, mais ce n'est qu'un paradoxe.

## § IV.

### Conclusion.

Nous ne prétendons ni accuser ni justifier la femme ; nous voulons la présenter telle qu'elle est, et non pas sous un type particulier qui la défigure ; nous voulons la montrer avec les défauts qui seront ceux que son caractère comporte, avec les qualités qui seront celles de sa nature.

Nous rejetons donc tout d'abord comme vicieuse la méthode de ceux qui, avant ou après le sire de Marconville, sont allés chercher dans les chroniques *la bonté et la mauvaistié* des femmes. L'esprit de ce travail nous interdit du reste ce qui pourrait ressembler à une pointe ou à un paradoxe. Une étude sérieuse du tempérament moral de la femme nous conduira à des conclusions précises et fondées.

# CHAPITRE IV.

## DE L'ÊTRE MORAL.

§ I. Rapport des phénomènes de la vie végétale et de la vie animale. — § II. De la liberté. — § III. Du sentiment. — § IV. Classification des sentiments. — § V. De l'amour de soi. — § VI. De la sympathie : ses rapports avec la génération. — § VII. Des sentiments intellectuels.

---

### § I.

#### Rapport des phénomènes de la vie végétale et de la vie animale.

Fermons cette trop longue parenthèse et reprenons la chaîne un instant interrompue de nos déductions. L'animal vient d'être esquissé à grands traits ; vous l'avez vu, il est tel que le végétal le fait, c'est-à-dire que le végétal une fois connu, on pourra, avec la connaissance de certaines lois, déduire assez rigoureusement de cette étude la nature de l'animal. Le sang est-il pauvre, la respiration peu active, le tissu musculaire peu développé, les formes sont-elles grêles, enfin l'organisation est-elle faible et le système nerveux délicat ? Attendez-vous à trouver chez l'animal des sensations exquises, l'amour d'une vie sédentaire et paisible, des appétits peu énergiques, des instincts d'une certaine nature. Nous allons, dans ce chapitre, constater la même liaison entre les phénomènes de la vie animale et ceux de la vie morale.

## § II.

### De la liberté.

— Halte-là ! nous crie un Cartésien, vous détruisez la liberté avec cette théorie qui, par une série d'influences, soumet l'homme en dernier ressort à la fatalité des phénomènes physiques. — Mais, si l'animal influe sur l'être moral, celui-ci réagit à son tour sur le premier. — On me répond que cette influence et cette réaction admettent seulement une liberté limitée, puisqu'il faudra toujours, dans le calcul de la réaction morale, tenir compte de l'action physiologique qui est le point de départ. Or une liberté qui a des limites n'est pas une liberté. — J'en conviens et j'ajoute que je ne serai pas le premier à échouer devant ce problème déclaré insoluble par le profond Bossuet (1). Nous sommes libres et moraux ; la conscience nous l'atteste, mais pourtant nous naissons avec un tempérament qui influe invinciblement sur notre caractère et le façonne jusqu'à un certain point. Voilà deux faits qui me paraissent incontestables, et, s'il y a contradiction à les admettre concurremment, cette contradic-

(1) *Traité du libre Arbitre.*

tion n'est qu'apparente et doit être rejetée sur le compte de notre faiblesse intellectuelle (1).

## § III.

### Du sentiment.

Ainsi l'animal est une sorte de végétal transformé dont les fonctions, en se développant, ont donné naissance à des appétits et à des instincts, à des sensations et à des penchants. On peut dire également que l'être moral est une sorte d'animal perfectionné : chez lui les penchants sont devenus des *sentiments*, l'intelligence instinctive s'est changée en *intelligence raisonnable. Sensibilité et raison*, ces deux mots résument l'être moral, et renferment tous les aspects sous lesquels on peut l'étudier. Attachons-nous d'abord aux sentiments et voyons comment ils procèdent des instincts ou des penchants de l'animal.

Considéré dans sa nature propre, isolé de tout ce qui l'entoure et le modifie, des circonstances au milieu desquelles il se développe et s'éteint, le sentiment peut être défini : *une affection, un mouvement de l'âme qui nous rapproche ou nous éloigne d'un objet.* Il y a deux sentiments qui renferment et engendrent tous les autres, et qui sont entre eux comme l'action et la réaction. C'est l'*amour* et la *haine* (2).

(1) *Du Panthéisme et du Spiritualisme dans leurs rapports avec les sciences naturelles*, par F. Delaunay (chap. I).

(2) *De la connaissance de Dieu et de soi-même* (Bossuet).

## § IV.

### Classification des sentiments.

On distingue ordinairement trois classes de sentiments dans l'âme humaine, selon la nature des objets auxquels ils se rapportent :

1° L'amour que nous avons pour nous-mêmes s'appelle *amour de soi;*

2° Celui que nous ressentons pour nos semblables, *sympathie* ;

3° Enfin l'attrait qui nous attire vers certaines idées d'un ordre très-élevé, comme le vrai, le beau, le bien, se nomme d'une manière générale *sentiment intellectuel.*

## § V.

### Amour de soi.

Le germe de ce sentiment se trouve chez l'animal dans l'instinct de la conservation. C'est là plutôt une correspondance qu'une identité ; car il y a un abîme entre l'animal et l'homme, comme entre le végétal et l'animal : l'homme réfléchit, raisonne, connaît sa pensée, en un mot a *conscience* de lui-même et de ses facultés ; l'animal vit, sent, se souvient, sans savoir qu'il est le théâtre de ces phénomènes. Il y a donc entre l'instinct de la conservation et l'amour de soi une différence essentielle, mais un rapport incontestable.

L'amour de soi se présente sous une foule d'aspects et devient, selon les circonstances, *orgueil*, *amour-propre*, *ambition*, *amour de la liberté*, etc.

## § VI.

### De la sympathie : ses rapports avec la génération.

La sympathie comprend l'*amour* proprement dit qui naît entre deux jeunes gens de sexe différent, l'*amour maternel et paternel* ; enfin, l'*amitié*, qui est l'union de deux âmes fondée sur une estime réciproque, une communauté d'idées, de sentiments ou de souffrances.

Où irons-nous chercher la source de la sympathie? Dans une fonction à laquelle correspondent chez l'animal un appétit, un instinct et un penchant, c'est la génération. Il n'y a là ni rapport forcé, ni paradoxe, et je proteste d'avance contre l'air de grossièreté qu'on pourra trouver au parallèle que je vais établir : pourquoi rougir de ce qui est naturel? Voici comment j'entends que l'appétit de l'animal pour la génération se trouve transformé dans l'être moral en sympathie :

Les bêtes sont sollicitées à l'œuvre génératrice non-seulement par l'influence des organes génitaux sur l'économie, mais encore par la jouissance que la nature a voulu attacher à l'acte générateur, comme un appas utile à son accomplissement. Le mâle éprouve donc un certain penchant pour sa femelle, penchant brutal, car c'est moins la femelle que le retour du plaisir et la satisfaction du besoin qu'il aime. Cependant, quelque grossier que soit cet appétit, quelque brutal que paraisse ce penchant, l'instinct de la progéniture en résulte ; cet instinct rattache le père à la mère, par celle-ci l'intéresse aux petits, et constitue de la sorte cette famille temporaire qui est comme un essai de la famille humaine, un rudiment de société.

Chez l'être moral tous les phénomènes s'étendent et se transforment :

1° De même qu'il existe dans les organisations un besoin de rapprochement entre les sexes, stimulé par la jouissance, il y a entre les âmes une tendance à se mêler et à se confondre : le rapport est frappant ;

2° Cette tendance se manifeste chez les âmes entre lesquelles des ressemblances et des contrastes semblent créer une certaine harmonie, que je serais tenter d'appeler leur *sexe:* ce deuxième rapport n'est pas moins remarquable ;

3° Et voyez comme la comparaison entre le penchant et le sentiment se poursuit avec avantage : si le mâle aime la femelle pour la satisfaction d'un besoin et le retour du plaisir, notre âme aussi sympathise avec une autre âme pour obéir à un besoin et parce qu'elle se réjouit dans la contemplation de cette âme sympathique ;

4° Enfin, si la génération a pour résultat de produire une organisation nouvelle, on peut dire aussi que la sympathie multiplie notre vie morale, puisqu'elle nous identifie à l'existence d'un autre, nous fait jouir de ses plaisirs et souffrir ses douleurs;

5° A tous ces rapports ajoutons ceci: l'amour de soi, qui a pour but de conserver et de défendre notre individualité, trouve dans la sympathie une compensation nécessaire: la sympathie, en effet, corrige ce qu'il y a d'âpre et de brutal, maintient dans l'âme cet équilibre qui nous éloigne autant de l'égoïsme que de l'abnégation, provoque en nous le besoin de société, et se rapproche ainsi de l'appétit générateur qui constitue chez les bêtes une famille temporaire. Nous nous croyons donc autorisé à dire qu'elle est une sorte de génération morale.

## § VII.

### Des sentiments intellectuels.

L'étude des sentiments intellectuels rentre dans l'étude que nous ferons plus loin de la raison et du sens moral.

# CHAPITRE V.

## DE L'ORGUEIL ET DE LA SYMPATHIE CHEZ LA FEMME.

§ I. L'orgueil chez la femme. — § II. Antagonisme de l'orgueil et de la sympathie. — § III. La sympathie est d'un ordre moins élevé que l'orgueil. — § IV. La haine de la femme. — §. V. La sympathie est une loi du monde physique et du monde moral. — § VI. Influence de la sympathie, c'est-à-dire de la femme sur l'organisation sociale et sur les destinées de l'humanité.

---

### § I.

#### L'orgueil chez la femme.

L'orgueil est la principale manifestation de l'*Amour de soi.* Je le définis l'*estime de soi-même* et crois ce sentiment naturel, conséquemment bon en lui-même; mais je reconnais qu'il est de tous le plus facile à dépraver, car c'est celui qui a le plus de tendance à s'exagérer par le développement. Aussi emploie-t-on ce mot tantôt comme synonyme de noblesse de cœur, tantôt comme d'un vice dégradant. En effet, on peut le présenter à la fois comme le mobile de beaucoup de belles actions, la source du respect que nous nous devons à nous-mêmes, et comme le vice le plus odieux, le plus anti-social qui puisse déshonorer le cœur de l'homme: l'orgueil est père de l'*Egoïsme*. Remarquons cependant qu'il prend naissance dans la conscience que nous avons de nos qualités physiques ou morales: l'athlète a l'orgueil de sa force, l'homme tenace et persévérant l'orgueil de sa volonté.

Il suit de là que ce sentiment, tant que l'exagération ne l'a pas dépravé, peut devenir l'indice certain de notre valeur morale ; et l'infériorité morale de la femme étant une conséquence prévue de son infériorité physiologique précédemment constatée, nous sommes autorisé à admettre dès à présent chez elle le peu de développement de l'orgueil. Nous vérifierons plus loin l'exactitude de cet *a priori* et rechercherons la raison de ce fait. Elle n'a guère qu'un genre d'orgueil à opposer aux manifestations si diverses de ce sentiment chez l'homme, c'est l'orgueil de la beauté: à nous l'ambition, à elle la coquetterie; elle prétend à la parure et à la toilette, nous aspirons aux dignités et aux honneurs.

## § II.

### Antagonisme de l'orgueil et de la sympathie.

L'orgueil est le sentiment individuel, la sympathie le sentiment social par excellence : ils sont dans la situation de deux muscles qui agissent en sens inverse et qu'on nomme *antagonistes*. Si l'un des deux muscles prend un accroissement considérable, son antagoniste doit s'atrophier ; de même chez un individu où l'orgueil s'accroît, la sympathie s'affaiblit ; et au contraire chez celui où la sympathie domine, l'orgueil augmente. C'est pourquoi le développement relatif de l'un de ces deux sentiments peut donner la mesure de l'autre ; aussi chez la femme l'orgueil peu développé suppose-t-il une sympathie très-étendue. La dernière conséquence de cet antagonisme est l'équilibre déjà indiqué, qui a pour résultat de défendre à la fois la société contre l'égoïsme, l'individu contre l'abnégation.

## § III.

### La sympathie est d'un ordre moins élevé que l'orgueil.

Cependant ne passons pas outre sans nous rendre un compte exact de cette compensation, et voyons jusqu'à quel point elle répartit d'une manière égale les avantages moraux entre les deux sexes.

Il est clair que si *deux sentiments de même valeur*, quoique d'espèce différente, se développent chez deux individus de manière à présenter réunis la *même somme* de développement, on ne pourra assigner à l'un de ces individus un rang de priorité sur l'autre. Mais il n'y a pas dans l'âme humaine deux sentiments qu'on puisse rigoureusement déclarer de même valeur, et voici l'un des signes les plus généraux auxquels on reconnaît la supériorité d'un sentiment sur un autre sentiment : L'appétit est moins élevé que le penchant ou l'instinct, car le premier suppose une fonction végétale, le second implique la vie animale. Le sentiment, par la même raison, est plus noble que l'instinct, car il suppose dans l'homme l'existence d'une intelligence raisonnable qui lui donne la conscience de lui-même (1). Il en résulte que tout sentiment qui se rapproche de l'appétit ou de l'instinct est moins élevé que celui qui procède directement de la raison. Or, de tous nos sentiments, l'orgueil est le plus noble, parce qu'il naît de la conscience que nous avons de nous-mêmes et de nos qualités ; la sympathie ne suppose pas au même degré cette conscience : il y a entre les animaux qui s'accouplent ou qui vivent en société une sympathie assez voisine de la nôtre. Il faut même convenir que chez nous c'est l'instinct qui domine dans la nature de ce sentiment ; souvent il naît et se développe à notre insu, quelquefois contre notre propre gré. Au contraire, rien n'est plus réfléchi que l'orgueil ; chacun s'imagine avoir d'excellents motifs pour se croire un homme supérieur, et il n'y a guère d'occupation plus fréquente et plus douce que celle qui consiste à repasser et à exagérer ces motifs.

Ainsi l'orgueil est d'un ordre plus élevé que la sym-

(1) Ce n'est là, à vrai dire, qu'un aspect de la raison, et si, dans le cours de cette esquisse, je le signale de préférence comme le caractère essentiel de l'intelligence raisonnable, c'est qu'il s'oppose tout particulièrement à l'intelligence instinctive, irréfléchie de l'animal.

pathie, et chez la femme le peu de développement de l'orgueil n'est pas compensé par l'extension de la sympathie ; ce défaut d'équilibre constitue, à mon avis, une première preuve de son infériorité morale.

## § IV.

### La haine de la femme.

Si chez la femme la sympathie est étendue, si elle est plus prompte que l'homme à aimer, nous devons en conclure que la haine, dont l'énergie se mesure à celle de l'amour, revêtira chez elle un caractère particulier de violence. La femme est très-passionnée, tout le monde le sait et le répète ; mais ce fait, en apparence si banal, contient une grande leçon de morale et le secret de ces déclamations qu'on a de tous temps dirigées contre elle.

La femme est un être essentiellement aimant : de ses qualités morales c'est la plus élevée et celle qui la présente à nos yeux parée des plus irrésistibles attraits. Son cœur est pétri d'amour, le nôtre déborde trop souvent d'égoïsme, et ce contraste si vif provoque dans notre esprit une comparaison entre elle et nous, qui nous la montre environnée d'abnégation et de dévouement comme d'une divine auréole. Eh bien ! ce sentiment, qui fait la gloire et le charme de son sexe, est la source des passions qui le déshonorent et affaiblissent son prestige. La femme porte dans la haine la même exaltation que dans l'amour ; si son sacrifice est parfois sublime, souvent sa vengeance est terrible; sa cruauté est sans bornes comme son dévouement; l'histoire le prouve. Nous constations tout à l'heure un fait analogue dans l'ordre physique, en disant que la forte constitution de l'homme le porte à la dépravation charnelle, que l'énergie de ses appétits le pousse à en abuser; il y a chez la femme des débauches de haine et d'amour comme chez l'homme d'orgueil et d'égoïsme. Nos plus hautes qualités sont celles qu'il faut surveiller avec le plus de soin, car elles sont la source de nos vices les plus hideux.

Est-il étonnant que, devant ce phénomène moral, l'esprit humain hésite et cherche s'il doit se réjouir de ce que Dieu a fait l'homme si grand par l'orgueil, la femme si noble par l'amour, ou s'attrister des maux que l'égoïsme nous cause et de la malice que la femme porte dans la haine? Mais c'est une loi du monde physique et du monde moral que les choses les plus mauvaises viennent de l'abus ou de l'exagération des meilleures : la fièvre est plus dangereuse dans une constitution robuste que dans une organisation affaiblie, l'exubérance de la santé peut conduire à la débauche, le génie ne plane à des hauteurs inaccessibles que pour faire des chutes épouvantables, l'orgueil ne nous élève que pour nous abaisser; faut-il pour cela envier un tempérament délabré, fuir la santé, redouter le génie, maudire l'orgueil? Ce serait blasphémer Dieu, en méconnaissant ses dons. Disons donc, pour être logique, que si la femme dépravée n'était pas si malicieuse, la femme restée vertueuse n'atteindrait pas à cette sublimité d'amour.

## § V.

### Influence de la sympathie, c'est-à-dire de la femme sur l'organisation sociale et les destinées de l'humanité.

Supposez une race humaine chez laquelle la sympathie est sinon étouffée, au moins entièrement dominée par l'orgueil: l'individualité va s'y développer outre mesure: le courage et l'audace seront les qualités de cette race mutilée, mais un égoïsme aveugle et brutal résumera ses défauts. La loi du plus fort chez elle sera souvent la meilleure, le brigandage et la rapine seront ses plus chers passe-temps; la rudesse des mœurs élèvera des barrières entre les individus et de cet éloignement naîtront les querelles, la haine, la guerre; enfin la société ne pouvant s'asseoir sur de larges bases, ne dépassera guère l'organisation de la tribu. Ces quelques traits vous dépeignent assez exactement l'état de barbarie dans lequel vivent encore les indigènes de l'Amérique, de l'Océanie, de l'Afrique et de certaines contrées de l'Asie. Qui civilisera ces barbares? Un sentiment, la sympathie. Mais encore quel est le symbole vivant de ce sentiment? la femme. Il est en effet digne de remarque, que, chez ces tribus errantes et sauvages, la femme n'est guère considérée que comme une femelle ou comme la servante naturelle donnée par Dieu à l'homme pour le débarrasser de la puérilité des soins domestiques. Là où les qualités si nobles et si touchantes de la femme sont méconnues à ce point, l'influence qu'elle exerce est nulle, et partant le sentiment sympathique, dont elle garde en son cœur le levain, ne pouvant se développer, laisse le champ libre à l'orgueil et à l'égoïsme. Mais ces sentiments, en favorisant la liberté individuelle, opposent des obstacles insurmontables aux progrès de l'organisation sociale.

Laissons parler l'histoire. Voyez les Arabes de Mahomet, réunion de tribus à peu près sauvages, chez qui la liberté individuelle fut portée au plus haut degré, mais dont l'organisation sociale, entravée par cette liberté, était nulle. Admirez l'effort surhumain que le fanatisme religieux inspire à ces hordes douées d'une imagination vive et exaltée; voyez les avec la rapidité de l'incendie envelopper, ravager, conquérir le monde. Les Arabes ont conquis, sans pouvoir conserver leurs conquêtes, parce qu'ils n'apportaient pas aux peuples vaincus des institutions, des mœurs, des lois assez solidement établies. Leur domination a sans cesse reculé devant les progrès de la grande nation chrétienne, qui finira par confiner en Asie cette domination, par l'y étouffer peut-être. La raison de ce fait? C'est que le christianisme a pour lui l'avenir, c'est-à-dire la puissance, et cette puissance réside dans la doctrine de charité, d'amour, de sympathie qui fait le fond de sa morale, parce qu'enfin cette morale est la seule base inébranlable sur laquelle puisse reposer la société, car elle garantit sa force et assure son progrès.

Il ne faut donc pas s'étonner que chez les Arabes, ces caractères altiers, ivres d'espace et de liberté, la femme ait été considérée comme un être inférieur et plutôt comme une esclave que comme une compagne. Il y a, entre ce fait et l'état social dans lequel ils vivent, autre chose qu'une coïncidence fortuite.

Et, après ce que nous savons du contraste offert par les races orientales et les races occidentales dans leur conduite à l'égard de la femme, nous pourrons, sinon pénétrer, du moins entrevoir ce qui caractérise les destinées de ces deux grandes familles :

Dans l'orientale beaucoup de fierté, du courage, de l'audace, une imagination vive, un grand amour de la liberté ; mais en revanche une organisation sociale affaiblie, des lois vagues, des institutions sans solidité ; son histoire sera brillante, ses conquêtes seront merveilleuses, sa domination sera courte.

Dans l'occidentale, moins de richesse d'imagination, plus de profondeur dans l'esprit, moins d'audace que de ténacité, moins de fierté que de persévérance, un fond de sympathie qui lui fait sacrifier les avantages passagers de la liberté individuelle à l'avantage durable d'un ordre social fortement établi ; des lois précises, des institutions impérissables ; son histoire sera belle, ses conquêtes seront lentes, sa domination sera longue.

Au milieu de ce vaste tableau ne perdons pas de vue la femme, qui, comme symbole d'un sentiment, a son influence sur toutes ces grandes choses.

# CHAPITRE VI.

## L'AMOUR CHEZ LA FEMME.

§ I. Qu'est-ce que l'amour? — § II. Caractères de l'idéal en amour. — § III. Idéal de la femme comparé à celui de l'homme. — § IV. Dernières conséquences de l'amour. — § V. Rôle de chaque sexe dans l'amour. — § VI. Histoire d'amour.

---

### § I.

#### Qu'est-ce que l'amour?

Nous venons d'indiquer rapidement la nature et le degré de la sympathie chez la femme, il nous reste à étudier chez elle le développement d'un genre de sympathie qu'on nomme *Amour*.

La première difficulté que je trouve est celle de la définition. Comme tous les sentiments, l'amour se présente sous des aspects si variés, il offre des nuances si diverses selon le caractère, l'éducation, les habitudes des individus, d'ailleurs il saisit l'âme avec tant de force qu'il nous enlève à peu près la conscience de ce que nous éprouvons sous son influence; enfin il nous attaque si profondément, il modifie notre être par tant de côtés à la fois qu'il devient impossible d'enfermer dans les limites d'une définition la multiplicité de détails qu'il comporte et la diversité des formes sous lesquelles il se traduit. « Il est difficile de définir l'amour, dit l'auteur des *Maximes*, ce qu'on en peut dire est que dans l'âme c'est une passion de régner, dans les esprits c'est une sympathie, et dans le corps ce n'est qu'une envie cachée et délicate de posséder ce que l'on aime après beaucoup de mystère. »

Pour traduire en termes plus exprès cette définition, nous dirons que l'homme est triple : végétal, animal, moral. L'amour s'attaque à ces trois parties de nous-mêmes : dans le végétal c'est le besoin de la reproduction, dans l'animal la sympathie des sexes, dans l'être moral le rapprochement de deux âmes. C'est donc à la fois un appétit, un instinct et un sentiment ; tout cela accompagné d'une immense surexcitation qui exalte en nous la vie physique comme la vie morale et arrive à un degré tel que je me demande s'il faut l'appeler le comble de la jouissance ou le paroxysme de la douleur. Ainsi l'amour est tout à la fois brutal et délicat, égoïste et dévoué, bas et sublime.

La femme ressent moins vivement que l'homme l'aiguillon de la chair : ses appétits sont moins énergiques, ses besoins moins impérieux ; la nature l'a ainsi faite qu'elle pourrait à la rigueur se satisfaire de ce qu'il y a de moral dans ce sentiment. L'homme au contraire répugne à cet amour platonique, sa passion trouve un aliment dans les désirs, pour lui la jouissance physique marche avec la jouissance morale : tel est le premier trait du parallèle que nous allons continuer entre les deux sexes, nous attachant désormais au côté purement moral de ce sentiment.

## § II.

### Caractères de l'idéal en amour.

Les mobiles de l'amour chez la femme doivent être en rapport avec sa nature et différer de ceux de l'homme : dans les deux sexes ils sont conformes aux aspirations et aux besoins des individus. L'imagination de la femme, rendue précoce par la vivacité de la sensation, lui crée de bonne heure un *Idéal* auquel elle s'attache de toutes les forces de son âme et dont elle revêt toujours l'objet aimé. Cet idéal, d'une variété presque infinie chez les individus de son sexe, présente cependant dans tous les cas quelques points communs que j'essaierai d'indiquer et qui répondent à tout ce que nous connaissons déjà et à ce que nous connaîtrons ensuite de son tempérament.

Qu'est-ce donc que l'idéal ? (J'entends parler uniquement ici de l'idéal en amour.) Une fantaisie, un rêve, un être créé par l'imagination ; mais ce rêve contient l'expression de nos désirs, cette fantaisie traduit nos aspirations et l'être qui en résulte offre toujours l'assemblage des qualités qui nous flattent et que nous désirons le plus. Or, nous désirons surtout ce qui nous manque. Et voyez où cela nous conduit : à conclure que l'idéal doit offrir un genre de beauté qui contraste avec la beauté de l'individu qui l'a conçu. De sorte que la nature d'un individu étant étudiée et connue, son tempérament physique déterminé, son tempérament moral apprécié, on pourra, par une induction qui consiste à se rendre un compte exact de ses qualités, indiquer *a priori* les principaux caractères de son idéal. On obtiendra ces caractères en développant les qualités qui sont chez lui à l'état de germe, et en tempérant celles dont sa nature comporte le développement.

Ce n'est pas une supposition gratuite : l'expérience la vérifie aisément, et, sans m'arrêter à des faits personnels qui m'ont vingt fois prouvé la vérité de ce que j'avance, je passe à une anecdote que vous trouverez dans les *Harmonies de la nature.*

Convaincu, comme nous, de la puissance des contrastes en amour, Bernardin offrit un jour à la sœur d'un de ses amis de lui faire au physique et au moral le portrait d'un jeune homme pour lequel elle ressentait une violente passion. L'offre fut acceptée sur le même ton de plaisanterie, et Bernardin auquel le jeune homme en question était complétement inconnu, Bernardin qui voyait pour la première fois cette jeune fille et avait à peine recueilli de la bouche de son frère quelques vagues indications sur son caractère, se mit à lui peindre avec tant d'exactitude l'objet de son amour qu'une vive rougeur empourpra subitement le visage de la demoiselle. Elle aima mieux croire à l'indiscrétion de son frère qu'à la divination du philosophe. Mais celui-ci nous donne le secret de sa perspicacité : il s'était borné à tracer un peu au hasard le portrait d'une organisation opposée à celle qu'il avait sous les yeux, y ajoutant pour le moral des contrastes fondés sur les indications du frère. Il rencontra juste et conclut qu'il y avait là autre chose que le hasard. Il avait raison : ce mot serait absurde s'il ne servait à signifier notre ignorance des lois de la nature et de l'ordre établi par Dieu.

## § III.

### Idéal de la femme comparé à celui de l'homme.

Appliquons cette loi des contrastes à la détermination de l'idéal de la femme ; rappelons en quelques mots son tempérament physique, et ce que nous connaissons de son organisation morale et mettons en pratique le procédé de Bernardin de Saint-Pierre. Au physique un sang pauvre, des organes affaiblis, des muscles peu fournis, des formes relativement grêles, arrondies et gracieuses, l'habitude des douleurs, une tendance à la maladie ; dans l'âme une impressionnabilité vive, beaucoup de délicatesse de sensation, des besoins peu énergiques ; dans l'esprit une sympathie très-étendue. Tels sont les principaux traits sur lesquels devront porter nos déductions.

Réunissez dans un être un organisme puissant à des formes accentuées et vigoureuses, la force à la santé; donnez à cet être quelque fermeté dans la sensation des appétits impérieux; développez en lui l'orgueil, faites-le dominateur, égoïste jusque dans sa sympathie; élevez sa pensée, étendez son intelligence, vous aurez l'idéal de la femme; cet idéal c'est l'homme.

Ne passons pas trop vite sur ce point important. Cet idéal comporte deux genres de beauté, la beauté physique et la beauté morale: 1° la première consiste dans la vigueur et la richesse de l'organisme; le sang court avec impétuosité dans les veines, les muscles sont développés, les membres puissants, les contours nettement accusés; les traits de la physionomie frappent moins par la régularité ou la mollesse que par la sévérité et la précision des lignes; le regard est perçant, plein de feu; le front vaste, élevé; la la bouche exprime la passion et le dédain: telle est l'enveloppe dont la femme revêt son idéal. L'homme rêve une organisation plus délicate; il veut des formes plus gracieuses, des contours moins durs, un ensemble enfin qui comporte plus de grâce que de vigueur, plus de douceur que de force; il aime ce regard profond qui lui parle de soumission et de tendresse, il aime cette peau transparente qui a l'éclat et le velouté des pétales d'une fleur; il aime cette délicatesse de nerfs qui rend sensible aux plus légères impressions; il ressent si vivement l'aiguillon de la chair qu'il considère comme un bonheur d'en être soulagé, sinon affranchi. L'idéal des deux sexes offre partout une opposition marquée: le genre de beauté physique rêvé par la femme forme un contraste frappant avec celui que l'imagination de l'homme poursuit ; 2° de même pour la beauté morale. La femme qui est essentiellement sympathique, dévouée par instinct, la femme que la nature a douée d'une vive imagination et d'une intelligence dans laquelle la passion a plus de part que la raison, veut trouver dans l'objet de son amour une âme forte et dominatrice ; son dévouement va chercher l'orgueil et se prostitue même à l'égoïsme ; elle est heureuse de substituer sa personnalité à celle de son amant ; agitée sans cesse par le trouble de la passion, elle admire avec quelle fermeté il soutient les orages du cœur ; la vigueur de la pensée la réjouit plus que la richesse d'imagination; enfin, c'est avec une tendresse mêlée de respect et de fierté qu'elle se sent portée dans cette âme où germent et mûrissent les grandes idées que sa faiblesse intellectuelle lui rend en général inaccessibles. L'homme au contraire dont les sentiments sont dominés par l'orgueil, qui porte l'égoïsme jusque dans l'amour, doué d'une imagination puissante et créatrice, d'une raison développée, d'une intelligence tenace et profonde, l'homme n'aime, comme l'a dit la Rochefoucauld, que pour régner. Au milieu des plus violents transports, il reste lui-même et ne doit jamais s'oublier ; inspiré par l'instinct de sa supériorité, il reçoit sans scrupule le dévouement de la femme, jouit des trésors de sa sensibilité, de la poésie de son imagination et se repose du travail de la pensée dans une âme occupée uniquement d'aimer.

## § IV.

### Dernières conséquences de l'amour.

Arrêtons un instant nos regards sur ce beau spectacle.....

L'amour fait de l'homme et de la femme un ensemble parfait, un tout harmonieux ;

Elle fait ressortir notre beauté physique par les charmes délicats de la sienne ;

Elle tempère par sa sobriété ce qu'il y a de fougueux et de sauvage dans nos appétits ;

Sa sensibilité exquise compense notre rudesse ;

La vivacité et l'ardeur de son imagination corrigent ce qu'il y a de trop positif dans la nôtre ;

Elle ramène notre intelligence du vague de l'abstraction à la réalité du sentiment ;

Enfin, et c'est là qu'elle devient sublime, elle sacrifie sa personnalité morale à la nôtre, accomplissant un prodige dont sa belle nature garde le secret, et qui serait impossible à notre orgueil.

Mais en revanche tout son être grandit et s'élève au contact fécond de notre amour :

La force et la majesté, qui sont les principaux éléments de notre beauté physique, semblent, par le contraste, développer la sienne ;

La fougue de nos appétits et la puissance de notre organisme s'opposent heureusement à sa faiblesse et à ses souffrances habituelles ;

Notre imagination rectifie la sienne ;

Son intelligence se développe sous l'empire de la nôtre.

La femme complète l'homme : l'homme élève et transforme la femme. Cette magnifique harmonie sort d'un contraste, et comme tout est logique dans ce contraste !

Le rôle que l'homme joue dans l'amour lui est assigné d'avance par le sentiment de sa dignité et de sa supériorité morale. Il aime pour dominer. La femme avec son abnégation se fond dans cette individualité puissante, et il ne reste plus des deux amants qu'un être modifié, complété, grandi, devenu créateur, qui a doublé son existence en s'assimilant un autre être, c'est l'homme : l'amour vient d'opérer ce miracle. N'avions-nous pas raison de dire que la sympathie est une sorte de génération morale ?

Pourquoi faut-il qu'en doublant notre vie morale, et qu'en multipliant de la sorte nos jouissances, nous accroissions sans mesure nos douleurs. Loi terrible, mais juste. L'action appelle la réaction. N'avons-nous pas joui dans la femme de la grâce, de la délicatesse, du dévouement, de la poésie ? Il est juste que nous souffrions en elle les douleurs physiques, l'emportement, la violence des passions, la mobilité. Femmes, n'avez-vous pas joui dans l'homme de la majesté, de la force, de l'orgueil, de l'intelligence ? Il est juste que vous souffriez en nous les défauts de ces qualités qui sont la brutalité, le dédain, l'égoïsme. Ceci me rappelle cette plainte amère, que j'ai vue gravée sur un mur d'hôpital, sans doute par un malheureux que la souffrance avait conduit à la mort par l'amour,

Aimer, vivre, souffrir sont pour moi même chose;
Le bonheur est un mot que l'insensé poursuit,
Un rêve qui du ciel sur ma paupière close
Descend avec la nuit.

Remarquons enfin que l'amour sincère et profond, le véritable amour est une fleur de la jeunesse et qu'elle n'éclôt guère qu'une fois dans le cœur humain.

## § V.

### Rôle de chaque sexe dans l'amour.

Vous secouez la tête? Ce n'est pas ainsi, dites-vous, que les choses se passent: vous admettez chez l'homme beaucoup moins d'égoïsme, chez la femme un peu moins d'abnégation; vous égalisez mieux les rôles et vous vous croyez plus près de la vérité (1).

(1) Voir *La femme, le prêtre et la famille*, par J. Michelet. Hachette.

Quand la distinction des tempéraments physiques a été faite, quand on a établi les deux types principaux auxquels il faut tous les rattacher, on a rangé la femme dans les tempéraments nerveux, il est vrai, mais sans l'exclure des degrés intermédiaires qui la rapprochent du tempérament sanguin. De même pour le moral. A ne considérer que l'ensemble des faits, on aperçoit des différences notables entre le tempérament de l'homme et celui de la femme : la réunion de ces traits caractéristiques constitue, comme pour le physique, deux types particuliers à chaque sexe. Prétendons-nous pour cela que tout individu du même sexe doive présenter au même degré le même développement du sentiment ou de la pensée? Nous reconnaissons au contraire que certaines nuances rapprochent parfois des individus de sexe différent. Ainsi il y a des hommes qu'une organisation affaiblie, une vie molle et sédentaire, une éducation négligée, une imagination et une sensibilité malades, rendent, pour ainsi dire, intermédiaires entre leur sexe et le sexe féminin auquel ils paraissent devoir se rattacher pour le moral. Par contre, il vous arrivera de rencontrer chez la femme un organisme puissant plus souvent une intelligence développée par l'étude, une imagination réglée et fortifiée par la culture: l'orgueil aura grandi sous l'influence de cet esprit élevé, la femme sera presque devenue homme. Mettez en présence ces deux êtres, dont l'un a perdu sa noblesse originelle, dont l'autre a perfectionné ses qualités natives, et supposez qu'ils s'éprennent l'un de l'autre. Il faudra, pour faire l'histoire de leur amour, prendre le contre-pied de ce que nous avons dit sur ce sentiment. Mais n'oubliez pas qu'il constituent une exception. Mes réflexions s'appliquent donc à des types peu fréquents dans la réalité, mais qui peuvent donner raison de tous les faits observés.

Dans la génération, vous avez vu un être procréateur agissant sur un autre être dont le rôle moins actif se borne à présider au développement et aux transformations du germe, de même dans l'amour vous trouverez toujours l'un des deux amants dominé, absorbé par l'autre. L'étude des faits vous montrera que ce rôle dominateur qui appartient naturellement à l'homme, peut lui échapper, en totalité ou en partie, pour passer à la femme qui a su le conquérir par une supériorité réelle, mais anormale.

Il peut aussi arriver que le *même* individu, mis successivement en contact avec deux tempéraments opposés, joue tour à tour le rôle moral de l'homme et celui de la femme dans l'amour.

Que de choses me resteraient à dire si je voulais non épuiser, mais indiquer complétement les détails de ce vaste sujet. Le cadre et le plan de cette esquisse m'imposent la brièveté, et, si je ne m'étais pas interdit, comme étrangère, l'étude des causes extérieures qui modifient le tempérament de la femme, ce chapitre s'étendrait indéfiniment. Ce tempérament, en effet, a varié :

1° Avec les époques : la femme de l'antiquité ne ressemble pas à la femme moderne ;

2° Avec l'organisation sociale : les institutions, en laissant plus ou moins d'influence à la femme, développent ou restreignent certains côtés de sa nature morale ; la femme en Europe diffère de la femme en Asie;

3° Avec le climat : la femme des pays chauds se distingue au physique comme au moral de la femme des zônes froides ou tempérées;

4° Avec la condition et le milieu, l'éducation et le genre de vie : la femme du peuple, par exemple, et la grande dame présentent des différences qui n'échappent à personne.

Et pourtant, dans tous les temps, dans tous les pays, dans toutes les contrées, dans toutes les conditions, la femme nous a offert des points de ressemblance : ce sont ces traits épars qui, réunis, m'ont servi à tracer le portrait que je mets sous vos yeux. Il y avait dans l'amour de la femme, chez les anciens, plus de crainte et de respect que de tendresse; dans l'amour des femmes du midi, il y a plus de violence que de douceur ; la fille de l'artisan y met plus de naïveté que de délicatesse. Toutes ces femmes aiment et ont aimé à leur manière ; mais au fond il y a quelque chose de commun entre elles, c'est le dévouement.

## § IV.

### Une histoire d'amour.

Après ces abstractions une courte application ne serait pas inutile : on n'attache de prix aux théories qu'autant qu'elles sont l'expression généralisée des faits. Parcourez avec moi un des plus beaux livres de Lamartine, *Raphaël,* dont les pages résonneront à vos oreilles comme une délicieuse musique. C'est l'analyse sérieuse d'un sentiment profond; et tout l'intérêt n'est pas là: ce n'est pas un roman, c'est l'histoire vraie d'un grand amour, derrière chaque pseudonyme il y a un nom propre, chaque personnage a vécu comme nous et respiré notre air ; il n'y a donc pas là un ensemble de faits à discuter et à admettre, mais à expliquer.

Pourtant c'est un amour extraordinaire, monstrueux même dans sa singularité; l'âme de Julie est avant tout une intelligence, celle de Raphaël une sensibilité. C'est Julie qui pense, c'est Raphaël qui sent ; c'est Julie qui agit, c'est Raphaël qui subit. Julie enfin joue le rôle moral de l'homme, Raphaël celui de la femme. Et puis cet amour platonique, commandé par Julie, dont l'organisation brisée ne lui laisse plus que la vie de l'âme, c'est-à-dire du sentiment et de la pensée, constitue une exception qui achève de rendre la situation anormale.

Les deux organisations, au moment où l'amour

s'allume, n'offrent aucun trait de vigueur. Toutefois Julie, bien que consumée par une maladie de langueur à son dernier période, est une fille des tropiques, au sang brûlant, à la stature développée, au regard ardent, aux cheveux noirs; la mort, qui l'étreint déjà, a pu affaiblir mais non effacer complétement ces caractères primitifs, elle a dû même adoucir l'expression un peu forte de cette beauté. Raphaël est un enfant du nord à la longue chevelure châtaine, presque blonde, aux yeux bleus, aux traits purs et délicats, aux attitudes gracieuses, aux formes grêles.

« Julie avait la physionomie d'une pensée. » Son esprit élevé par la culture, développé par l'étude des sciences naturelles avait secoué bien des préjugés. « C'est au Dieu de votre mère et de ma nourrice que je ne crois plus, dit-elle à Raphaël, ce n'est pas au Dieu de la nature et des sages. Je crois avec eux à un être, principe, cause, source, espace et fin de tous les autres êtres.... Mais l'idée de l'incommensurable grandeur, de la fatalité souveraine, de la nécessité absolue et inflexible des actes de cet être, que vous appelez *Dieu* et que nous appelons *Loi*, exclut de nos pensées toute intelligibilité précise, toute dénomination juste, toute imagination raisonnable, toute manifestation personnelle, toute incarnation, toute révélation, tout rapport possible entre cet être et nous, et même l'hommage et la prière: la conséquence a-t-elle donc à prier le principe?.... Il n'y a point de mystère, il n'y a que la raison..... ; il n'y a point de prière, car dans une loi inflexible il n'y a rien à fléchir, et dans une loi nécessaire, il n'y a rien à changer. » Raphaël, au contraire, admet le mystère et pratique la prière ; ce sont, dit-il, deux instincts du cœur, et il croit à l'instinct autant qu'à l'intelligence. « Nous ne nous entendrons jamais là-dessus, réplique Julie ; ainsi n'en parlons plus. » Le dieu de Julie c'est donc la loi, le dieu de Raphaël c'est l'amour ; les rôles sont renversés, mais logiques dans leur développement.

Aussi c'est Julie qui domine. Raphaël se prosterne à chaque instant devant cette belle idole, baise ses pieds et jusqu'à la trace de ses pas ; après ces actes matériels d'humiliation, il en vient à l'adoration morale. « En m'humiliant devant elle, avoue-t-il, je ne me sentais pas abaisser, mais je me sentais relever et grandir..... Je ne pouvais dire s'il y avait plus de *respect* que d'attrait dans l'impression que je recevais d'elle. » Ailleurs la supériorité intellectuelle de Julie se trouve encore constatée : « Ses lettres avaient plus d'accent dans une phrase que les miennes dans mes huit pages ; on respirait son souffle dans les mots, on voyait son regard dans les lignes, on sentait dans les expressions la chaleur des lèvres qui venait de les inspirer. »

Raphaël avait parlé du plaisir des sens...., par distraction, à ce qu'il prétend (j'aime mieux croire que c'était par instinct). Julie lui répond par une apologie des jouissances intellectuelles et l'effraye en lui montrant ce corps endolori qui se briserait sous l'effort de la volupté. Elle met à plus haut prix les jouissances morales que les jouissances physiques, moins parce qu'elle a pu apprécier les unes et les autres par la comparaison, que parce que son organisation malade lui interdit les secondes. Cependant il y a des moments chez elle où cette organisation semble se réveiller, où la nature paraît se souvenir : « Je voudrais être M^me de Warrens pendant une seule saison pour vous, dussé-je voir le reste de mes jours s'écouler dans l'abandon et ma mémoire dans la honte, comme elle ! Dussiez-vous être aussi ingrat et calomniateur que Rousseau. »

Les phénomènes d'absorption et de transformation morales indiqués précédemment, sont exprimés par Lamartine avec une grande richesse de nuances. Je cite au hasard : « Nous ne sommes pas deux, nous sommes un seul être en deux natures qui nous trompent. Qui dira *vous* à l'autre ? Qui dira *moi ?* Il n'y a pas *moi*, il n'y a pas *vous*, il y a NOUS ! — Et nous retombions anéantis d'admiration sur cette merveilleuse conformité, pleurant de délices de nous sentir ainsi doubles en n'étant qu'un, et d'avoir multiplié notre être en le donnant. » *Multiplier son être en le donnant !* Belle formule, qui contient à la fois la définition de la génération physiologique et de la génération morale, c'est-à-dire de l'amour.

Enfin Julie a transformé Raphaël en l'élevant à cette hauteur surhumaine où atteint le sentiment quand il prend sa source dans une jouissance intellectuelle ; sous l'influence dominatrice de son amante, il s'est livré à ces études graves, abstraites qui affermissent l'intelligence. Julie, à son tour, éprouve les effets de la transformation qu'elle a opérée : l'idée semble chez elle perdre de sa vigueur pour la céder au sentiment. Elle comprend le Dieu de Raphaël, le Dieu du cœur, et meurt consolée au sein de cette religion dans laquelle elle s'était habituée à voir la ressource des esprits faibles et des âmes malades.

# CHAPITRE VII.

## DE L'IMAGINATION CHEZ LA FEMME.



---

### § I.

#### De l'imagination sensible.

Les psychologues entendent par *imagination* deux facultés bien distinctes et qui, à tort peut-être, portent le même nom : l'une, l'*imagination sensible*, consiste à contempler intérieurement quelque image ; l'autre, l'*imagination idéale*, à revêtir d'éléments empruntés à la réalité la perfection telle que notre esprit la conçoit. Or, il y a autant d'espèces d'idéal que nous concevons de sortes de perfections.

L'imagination sensible est intimement liée à la nature de la sensation et se rapproche de la mémoire avec laquelle elle s'exerce toujours, de telle sorte qu'il serait aisé de les confondre. On comprendra, sans qu'il soit nécessaire d'y insister, combien la vivacité de la sensation importe à la puissance de l'imagination: plus sera vive l'impression des objets sur nos organes, plus aussi sera vive la représentation des objets qu'avec le concours de la mémoire, l'imagination mettra sous le regard de l'esprit. Or, vous le savez, la femme a des nerfs délicats, et les secousses physiologiques un peu violentes la remuent profondément.

Une jeune fille de dix-sept ans venait de perdre sa mère qu'elle chérissait passionnément ; une nuit elle la revoit en songe, s'éveille sous le coup de la frayeur que l'apparition lui cause, et, l'esprit tout occupé de son rêve, aperçoit à son chevet l'image de la morte. Le saisissement lui arrache un cri : le spectre s'évanouit. Vingt fois j'ai essayé de lui persuader que c'était une illusion et qu'elle avait continué son rêve les yeux ouverts, elle répondait invariablement à mes raisonnements : Mais *j'ai vu* ! Et cela peut vous donner une idée du pouvoir de l'imagination chez la femme, puisqu'elle va jusqu'à confondre l'illusion et la réalité, en donnant à une fantaisie des traits de la dernière vivacité. Chacun sait d'ailleurs que les sentiments violents, la frayeur, l'attente, le désir, peuvent dans nos songes, même pendant la veille, évoquer des formes que nos yeux pensent voir et auxquelles l'obscurité ajoute toujours du mystérieux. Il n'est donc pas étonnant que, sous l'empire de tels sentiments, l'âme très-impressionnable de la femme peuple d'êtres fantastiques la solitude et les ténèbres. Ainsi se trouve expliqué le penchant qu'elle manifeste pour les récits de revenants et de fantômes. Le surnaturel, flatte son imagination, et quoi que vous fassiez il en doit être, il en sera toujours ainsi.

Remarquez encore ici un contraste énergique entre la nature morale de son sexe et du nôtre : le surnaturel, c'est-à-dire l'inexplicable qui plaît à l'esprit de la femme, répugne à celui de l'homme ; nous approfondirons la raison de ce phénomène dans l'étude de l'intelligence et n'indiquerons pour le moment que ce qui le rattache à l'imagination ; l'homme, au contraire de la femme, cherche moins dans la sensation l'*élément affectif*, c'est-à-dire ce qui éveille le plaisir ou la douleur, que l'*élément intellectuel*, c'est-à-dire ce qui fait de la sensation l'instrument et le principe de la connaissance. Un exemple éclaircira cette différence : Vous lisez à une dame le récit émouvant d'une bataille ; ce qui vous frappe, c'est l'habileté ou la maladresse des généraux, la précision ou le désordre des mouvements. Tandis que votre imagination s'exerce ainsi pour l'intelligence du combat, tandis que vous raisonnez de la sorte la victoire ou la défaite, la dame qui vous écoute, laissant de côté ces calculs, s'est déjà passionnée pour l'un des deux camps. Vous êtes simple spectateur, elle devient acteur dans la scène qui se joue. L'homme imagine pour comprendre, la femme pour sentir ; et le merveilleux qui nous choque la flatte.

## § II.

### Imagination sensible, source de la mobilité de sentiment.

Cette puissance de l'imagination sensible prend sa source, je le répète, dans la vivacité de la sensation qui se communique aux sentiments. Cette remarque va nous conduire à l'appréciation d'un phénomène moral très important.

*La femme est volage.*

Sans nous arrêter aux déclamations banales, aux plaintes, aux imprécations, aux pointes de toute sorte que cette mobilité a inspirées, cherchons à quelles causes il faut l'attribuer. Les sentiments s'éveillent dans notre âme sous l'influence de nos sens aussi bien que de notre raison. L'influence des sens est la plus énergique chez la femme ; et il en résulte que le sentiment s'y développe avec une grande vivacité. Mais ce sentiment si vif a peu de durée. C'est un fait d'expérience et il y en a deux raisons : la première, c'est que l'âme impressionnable qui le souffre se fatigue bientôt de sa vivacité ; la seconde, c'est que la sensation qui l'a enfanté étant exposée à toutes les influences extérieures, influences diverses et changeantes, le remplace vite par un autre sentiment. La femme est volage : c'est pour elle un besoin ; car le changement repose sa sensibilité trop active ; c'est une nécessité de sa nature, car la sensation qui est la principale source de ses sentiments est essentiellement variable.

Lectrice, je vous entends ici murmurer les mots de *sévérité et d'excès*. Souvenez-vous que je généralise et que cette généralisation implique aussi bien l'exagération de vos qualités que de vos défauts. Du reste cette mobilité de sentiment dont on vous a fait si souvent, et à tort, un crime, est, si je puis ainsi dire, le défaut d'une de vos plus belles qualités. La femme serait-elle volage si elle n'était douée de cette exquise délicatesse de sensibilité? Et n'est-ce pas cette délicatesse qui s'oppose à l'influence prolongée d'un même sentiment?

## § III.

### Bizarrerie apparente de la nature morale de la femme.

La nature de la sensibilité chez la femme est telle que les individus de son sexe offrent entre eux la plus grande variété, et que chaque individu présente en lui-même un fonds de diversité tout à fait remarquable. C'est que la sensation, affectant dans chacun des caractères particuliers et variant même à tout instant selon les circonstances extérieures, communique à la sensibilité et à l'imagination en même temps qu'une mobilité extrême une grande richesse de nuances.

Cette variété presque infinie, qui met entre toutes les femmes des différences souvent imprévues, parfois insaisissables et dans chaque femme des caprices et des contradictions continuels, a fait dire à la plupart de ceux qui l'ont étudiée que c'était l'être le plus incohérent, le plus bizarre, le plus inexplicable. Observateurs superficiels! ils n'ont vu dans cette variété éblouissante, qui s'opposait à leur généralisation, qu'un assemblage de contradictions; un peu de patience et de réflexion leur aurait appris que ce cahos avait sa logique, ce désordre sa raison, et que ce cœur calomnié ne leur découvrait tant de trésors qu'à condition de leur offrir une apparence de bizarrerie.

## § IV.

### De l'imagination ideale.

L'idéal en amour a été défini: une fantaisie, un être imaginaire dont la nature exprime nos tendances. La loi des contrastes, appliquée à la détermination de cet idéal et qui établit entre deux âmes l'harmonie nommée *sexe,* dans le monde physique, ne se trouve plus aussi marquée dans les diverses sortes d'idéal qui nous restent à passer en revue; il semble, au contraire, qu'elle disparaisse devant la loi des consonnances, et qu'il y ait entre la nature de l'individu qui conçoit et l'idéal conçu un accord intime. Quelle est la raison de cette diversité?

Les animaux éprouvent dans la génération un besoin de rapprochement, d'où doit résulter la propagation de l'espèce, de même l'amour, qui doit multiplier notre vie morale implique dans l'âme un besoin puissant, irréfléchi, de compléter notre nature en la dotant des qualités physiques ou morales qui lui manquent. Bien plus, il y a un rapport frappant entre la fonction et le sentiment. Là où l'organe générateur du mâle fait saillie, celui de la femelle offre un renfoncement[1], etc. Cette opposition est telle que les anciens anatomistes proclamèrent l'identité des organes dans les deux sexes, avec cette différence qu'extérieurs chez l'homme, ils étaient intérieurs et comme retournés chez la femme. Eh bien! le contraste des organes se retrouve dans l'idéal de chaque sexe. L'idéal de la femme s'oppose trait pour trait à celui de l'homme, et cette opposition persiste dans tous les cas, même dans celui où, par exception, le rôle des sexes est bouleversé. Tout est contraste dans la génération comme dans l'amour : les deux sexes qui s'accouplent, les deux âmes qui se confondent, forment un tout parfait où chaque individu se complète l'un l'autre par des qualités diverses. Il n'en peut être de même dans l'idéal que nous allons étudier : cet idéal n'est plus exclusivement sensible, il est encore et surtout intellectuel, et il arrive que la loi des consonnances et la loi des contrastes s'harmonisent pour sa conception.

On donne généralement le nom d'Idéal à une

conception du Beau : si cette conception est exprimée, c'est-à-dire revêtue d'éléments empruntés à la réalité, on l'appelle une œuvre d'imagination. L'imagination consiste donc dans la conception exprimée du Beau. Mais qu'est-ce que le Beau ? Problème bien multiple : chaque individu le conçoit à sa manière. On peut toutefois affirmer que la culture de l'intelligence et le développement de la raison influent sur cette conception pour la rendre plus forte et plus vive. Or chez la femme, et nous verrons pourquoi, la raison est moins développée que chez l'homme. En ce qui touche la sensibilité, l'idéal a donc chez elle beaucoup de pureté et de délicatesse ; en ce qui touche l'esprit, il est moins net, moins élevé que chez l'homme. Ajoutez à cela qu'elle trouve dans l'expression de cet idéal des difficultés à peu près insurmontables, difficultés qu'expliquent et son éducation très-restreinte et le sentiment confus, instinctif qu'elle a de sa conception. L'homme, au contraire, s'observe, se comprend et raisonne son intelligence ; il parvient de la sorte à trouver les moyens de traduire son idéal en cherchant de quelle manière il a germé, vécu et grandi dans son esprit. La femme analyse rarement ses sensations, elle s'occupe plutôt de les choisir que de les étudier, et son choix comporte plus d'instinct que de réflexion. Concluons donc que, par son éducation, par sa nature, la femme est plutôt appelée à jouir des chefs-d'œuvre de la littérature et des arts qu'à concourir à leur création.

Quelles beautés cherche-t-elle dans ces ouvrages? Dans la forme la grâce, dans l'idée beaucoup de sensibilité. Ce qui la touche avant tout, c'est la passion. L'homme n'estime une œuvre d'art qu'autant qu'elle réunit la vérité et la correction, qu'elle mêle le sérieux à l'agréable, qu'elle contente son esprit avant de flatter sa sensibilité.

## § V.

### Imagination essentiellement religieuse de la femme.

La femme recherche l'expression de sentiments tendres et délicats en rapport avec sa nature : j'en trouve la preuve dans un fait peu remarqué, à ce qu'il semble, et cependant très-important, car ses conséquences sont d'un haut intérêt à quelque point de vue qu'on se place. *L'imagination de la femme est essentiellement religieuse.*

Il y en a deux raisons. La première et la plus générale est la teinte de mystère, le mélange de réel et de surnaturel qui fait le fond de toutes les religions. En Europe, et partout où fleurit le christianisme, il y en a une autre raison non moins puissante, c'est la doctrine d'amour et de charité qui constitue à peu près toute la morale évangélique. La pompe des cérémonies, l'éclat et l'étrangeté des ornements, la majesté des temples, des dogmes mystérieux, des croyances élevées, des doctrines consolantes, tout dans le christianisme, culte, enseignement, législation, morale, concourt à fasciner les sens impressionnables de la femme et à dominer son cœur. Enfin la femme, sentant par instinct sa faiblesse, éprouve le besoin d'une tutelle morale qui lui trace sa voie et lui en supprime même les difficultés; sa raison, indécise et flottante, s'attache aisément à un système qui la flatte et qui remplit agréablement le vide de son esprit. Mais aussi le confessionnal, qui remplace Dieu par l'homme, la livre si complétement au prêtre qu'on tremble à l'idée qu'une domination morale si absolue se trouve entre les mains d'une caste devenue un parti. Le prêtre gouverne par la femme, mais la femme réagit sur l'homme, mais la femme élève l'enfant et l'enfant c'est l'avenir.

Une charmante dame interrogeait un de ses amis, philosophe, disait-on, rebelle à la foi: « N'attendez pas de moi, lui répondit-il, que je satisfasse votre soif de science; je mets au même rang celui qui donne une leçon d'incrédulité à une femme et celui qui donne une leçon d'immoralité à un enfant. Restez religieuse, chère madame, cela sied merveilleusement à votre beauté, à votre cœur, à votre vertu. » C'était sensé. « Ainsi, répliqua la dame, vous trouvez la religion bonne seulement pour nous ?—Vous ne m'avez pas compris, ajouta le philosophe, il n'est pas question de juger la religion ; je constate seulement qu'elle présente un ensemble de morale et de dogmes qui vous sied à ravir et flatte vos plus intimes aspirations. »

## § VI.

### Superstition de la femme.

La femme, avec une imagination vive, une tendance invincible qui l'attire vers le surnaturel et le mystérieux, une faiblesse physique qui retentit dans le moral et dispose son esprit à la crédulité, avec une intelligence dominée par la passion, la femme, dis-je, doit être superstitieuse ; mais il y a dans cette superstition quelque chose de si doux, de si poétique, de si tendre, qu'elle nous séduit encore, alors même que nous la condamnons.

## § VII.

### Richesse de sensibilité.

Quoique la femme soit volage, il peut arriver parfois que sa vie soit occupée tout entière par une passion ; mais alors même elle portera dans la constance une certaine mobilité, et son exquisse délicatesse lui donnera les moyens de varier presque à l'infini l'expression de ce sentiment. Ainsi les accidents journaliers que cette délicatesse inventera, en même temps qu'ils combattront la monotonie, c'est-à-dire la fatigue morale de la femme, charmeront par leur tendresse ou leur grâce l'homme qui en sera l'objet. On dira de cette femme qu'elle est douée d'une riche sensibilité, mais on voit que, dans certains cas, cette richesse peut devenir mobilité, ou plutôt que la mobilité est la source de la richesse.

Signalons ici une opposition que le lecteur a déjà pressentie entre le tempérament des deux sexes. La femme, dont toutes les aspirations sont tournées vers la sympathie, éprouve comme un besoin de dévouement. L'homme, doué d'une intelligence plus cultivée, plus profonde, s'élève dans une sphère supérieure; son esprit, familiarisé avec les hautes abstractions, se passionne pour elles aussi vivement que le cœur de la femme pour les réalités du sentiment, et l'on peut dire, d'une manière générale, que la biographie d'un homme est l'histoire d'une idée, la biographie d'une femme, l'histoire d'un sentiment. Est-ce à dire que les efforts de l'homme doivent s'épuiser dans une lutte stérile contre des difficultés métaphysiques? Non; seulement je constate que la tournure d'esprit diffère essentiellement dans les deux sexes, que souvent nous apercevons dans des idées générales et abstraites des conséquences que l'intelligence passionnée de la femme est impuissante à lui révéler; que nous aimons et recherchons le vrai pour le vrai, tandis que la femme s'arrête parfois aux accessoires qui entourent ce but de nos efforts, et qu'enfin ces accessoires, qui sont une source de jouissances pour sa sensibilité, deviennent une source d'erreurs pour son intelligence.

## § VIII.

### Suicide chez la femme.

Voici un fait qui confirme les théories précédentes, c'est la rareté relative du suicide chez la femme. Pourquoi cette rareté ? C'est sans doute, on peut le dire *a priori*, qu'elle est moins exposée aux terribles maladies qui l'inspirent. Ces maladies proviennent surtout de l'orgueil et de la débauche physique (1). Or, n'avons-nous pas vu que chez la femme l'orgueil est peu développé, que la faiblesse de sa constitution l'affranchit de cette énergie d'appétits qui mène à la débauche ? Il n'y a pour elle que les maladies de la sympathie à redouter ; c'est l'orgueil qui tue l'homme, la femme meurt d'amour.

(1) J'espère le démontrer dans une étude intitulée : *Causes morales et physiques du suicide.*

# CHAPITRE VIII.

## DE L'INTELLIGENCE CHEZ LA FEMME.



---

### § I.

#### De l'intelligence en général.

La faculté dont nous venons de marquer les principaux traits chez la femme est en quelque sorte le lien qui réunit l'âme sensible à l'âme intelligente. En effet, l'imagination se rattache à la sensibilité : c'est une sorte de sensation intérieure, puisqu'elle consiste dans la contemplation d'un objet ; c'est à la fois une faculté de l'intelligence et de la sensibilité, puisqu'elle conçoit la perfection et la revêt d'une forme sensible.

Qu'est-ce donc que la raison, cette faculté sublime, qui nous élève autant au-dessus de l'animal, que l'animal est lui-même au-dessus du végétal ? La définition n'est pas aisée : je la voudrais claire et brève; or, nous touchons à la faculté de l'abstraction ; d'ailleurs la raison se présente sous de nombreux aspects : on pourrait, en généralisant, les comprendre dans une définition, mais aux dépens de la clarté. Procédons par énumération :

1° La raison est ce pouvoir que j'ai en moi, après avoir examiné et connu deux choses, d'apercevoir les analogies et les différences qui les rapprochent ou les éloignent. C'est donc le pouvoir de comparer, la faculté de saisir des rapports. Ex., je compare l'idée de *Dieu* à l'idée de *justice*, je vois entre elles un certain rapport de convenance et j'affirme que *Dieu est juste.* Je considère les nombres *deux* et *quatre* qui m'offrent un rapport de grandeur : je constate que *quatre est double de deux.* Ce rapport saisi se nomme *jugement*, l'ensemble des mots qui l'expriment, *proposition* ; la raison est donc la faculté de juger.

2° Ce pouvoir de juger s'étendra indéfiniment avec le nombre des objets sur lesquels portera la comparaison. Ex., j'étudie vingt individus de l'espèce humaine ; je réunis dans un être fictif toutes les analogies que je découvre entre eux, et crée ainsi un type qui résumera mes recherches, sera, en quelque sorte, le fonds commun qui sert de *substratum* aux vingt individus en question. Ce type, en effet, reproduira exactement chacun d'eux, moins les caractères spéciaux qui le distinguent des autres. Ce travail qui consiste à enfermer dans un rapport unique les rapports partiels que l'esprit aperçoit, se nomme *généralisation* ou *abstraction.* Tel est le second aspect de la raison.

3° Ce travail de comparaison d'abord, de généralisation ensuite nous apprend que tous les êtres ont entre eux des rapports plus ou moins éloignés. Cette vérité une fois introduite et établie dans mon esprit par l'expérience, je suppose qu'un phénomène se passe sous mes yeux.....; je me dis aussitôt que ce phénomène ne saurait être isolé. Il est en rapport avec d'autres faits que je peux ne pas apercevoir de suite, mais qu'une observation attentive me fera découvrir ultérieurement. Je trouve ainsi qu'il est sorti d'un autre phénomène que je nomme sa *cause*, et, remontant de phénomène en phénomène, je parviens au principe général qui les contient tous, c'est-à-dire à la *loi* qui les règle. Cette opération intellectuelle, qui consiste à remonter de l'effet à la cause, d'une cause secondaire à une cause plus générale se nomme *induction*. Poussée à ses dernières limites, l'induction nous met en présence d'une cause suprême au-delà de laquelle nous ne concevons rien, c'est *Dieu*. Tel est le troisième aspect de la raison.

4° En contemplant la nature parfaite, infinie de la divinité, en nous étudiant nous-mêmes et en recherchant les rapports qui nous unissent à nos semblables et au reste de l'univers, nous reconnaissons que nous existons pour un but déterminé vers lequel doivent tendre nos efforts, c'est le *bien*. Nous sentons clairement qu'il n'est pas indifférent de conformer ou non notre vie à cette règle : de cette obligation découlent nos devoirs. Cette notion du bien fait de l'homme un être *moral*, c'est-à-dire responsable de ses actes, et cette responsabilité est sanctionnée par les peines et les récompenses qui nous attendent sur la terre ou même dans une vie ultra-terrestre.

Résumons : comparer les objets et les idées pour en saisir et en exprimer les rapports, en un mot, *juger ; généraliser*, ou *abstraire* des rapports particuliers; remonter de l'effet à la cause, de la cause à la loi, d'une loi secondaire à la loi suprême, Dieu ; enfin connaître ce qui est *bien* et le distinguer de ce qui est mal : telles sont les quatre facultés de l'intelligence morale et raisonnable de l'homme. Etudions l'intelligence de la femme sous ces quatre aspects.

## § II.

### Du jugement chez la femme.

Juger, avons-nous dit, c'est saisir et exprimer un rapport. Quelles sont les conditions d'un jugement solide? L'attention, la sagacité. — L'attention, qui concentre successivement les forces de l'esprit sur les deux idées à comparer est indispensable à quiconque veut bien juger : sans elle notre comparaison serait défectueuse. —La sagacité est une qualité native, que l'exercice et la culture peuvent développer, mais jamais créer dans l'esprit, et qui nous fait connaître sûrement l'objet de notre attention. L'attention suppose une volonté arrêtée, mais de plus une certaine fermeté de perception, sorte de rempart qui défendra l'esprit en travail contre les influences extérieures d'où naît la distraction. Admettons que le degré de volonté dans l'attention soit le même chez la femme et chez l'homme et voyons lequel a le plus de fermeté dans la perception, nous chercherons ensuite celui qui est doué de la sagacité la plus étendue.

Grâce à la délicatesse nerveuse de son organisme, la femme, nous le savons, est plus susceptible que l'homme aux impressions du dehors. Cette impressionnabilité physique a pour résultat de donner beaucoup d'importance à la jouissance et à la douleur, qui ne sont que des accidents de la sensation, et de nuire à la perception (empirique) qui est le but définitif de la sensation. Voici une rose : ses riches couleurs et la suavité de son parfum frapperont avant tout la dame à qui vous l'offrez, et l'idée qu'elle se fera de cette fleur, comme de toutes celles que vous pourrez lui présenter, sera fondée en grande partie sur son aspect et sur son odeur. Mais connaître uniquement l'aspect et l'odeur d'une fleur, c'est-à-dire ce qu'il y a en elle de susceptible à provoquer la jouissance, c'est connaître ce qu'elle a de plus extérieur, de moins essentiel : sa nature, son rôle, restent à étudier pour compléter l'idée qu'elle doit nous laisser. En général les sens de la femme, préoccupés de ce qu'il y a d'agréable ou de repoussant dans les impressions, s'arrêtent au dehors des objets et ne lui en donnent qu'une idée incomplète.

Une femme, à qui personne ne refusera ni les

charmes de l'esprit, ni les qualités de l'intelligence, ne pouvait souffrir la manie qu'ont les savants de ranger dans la même catégorie des plantes à petites fleurs bleues et des plantes à grandes fleurs rouges. Elle avait raison à son point de vue ; est-ce à dire que les savants ont tort (1) ?

Si nous avons des organes pour connaître les objets matériels et nous créer de la sorte des idées, nous pouvons aussi, aidés de la mémoire, retrouver et percevoir ces idées comme nous avions précédemment perçu les objets matériels d'où elles proviennent. Ici encore nous observons chez la femme une susceptibilité très-vive à la jouissance et à la douleur, susceptibilité qui devient un obstacle à l'étendue de la perception (idéale). Une dame, qui avait beaucoup voyagé, disait un jour devant moi à un vieux géologue qui avait beaucoup étudié : « Quelle impression vous a saisi à l'aspect des Alpes, dans le voisinage de Chamounix? Quelle majesté dans ces pitons audacieux, quelle éblouissante perspective que celle d'un glacier! quel riant paysage que celui d'une vallée ! Mon Dieu, qu'il y a d'imprévu, d'imposant et parfois de terrible dans tous ces spectacles ! N'êtes-vous pas de mon

(1) « Demandez à un botaniste un renseignement sur une belle plante qui a de larges feuilles et de grosses fleurs jaunes, il vous répondra qu'elle est de la famille de cette autre petite plante qui a des feuilles longues et de toutes petites fleurs bleues. »

(*Lettres parisiennes*, t. 1er, lett. XXIIe.—Librairie nouvelle.)

avis?—Certainement, répondit le savant, dont l'œil fixe et rêveur trahissait la préoccupation ; et, puisque vous avez vu l'Etna, avez-vous jamais songé à l'énorme puissance qui lui fit vomir ces torrents de lave dont l'existence de Catane fut menacée? Imaginez quel fut le poids de cette colonne soulevée jusqu'au cratère, quelle fut sa hauteur, puisque la chaleur de la lave... — Tenez, interrompit la dame, il faut que je vous raconte une charmante excursion.... — Attendez, continua le vieillard, le calcul n'en est pas difficile... » Mon voisin cependant me disait à l'oreille : « Nos deux voyageurs ne s'entendront jamais : la dame s'amusait, le monsieur s'occupait. »

Remarquons enfin que cette impressionnabilité physique et cette sensibilité morale nuisent à l'attention. Voici pourquoi : je suppose les sens ou l'esprit occupés à étudier un objet, à saisir une idée, lorsqu'une autre idée survient, lorsqu'un nouvel objet se présente, cet esprit mobile, ces sens délicats seront nécessairement distraits de leur occupation. Quelque persistance qu'on mette à l'étude, il faut convenir néanmoins que cette distraction souvent renouvelée finira par devenir fatigante et amènera le dégoût ; qu'une étude ainsi reprise et interrompue n'aura jamais les résultats d'une application soutenue ; enfin que cette facilité à se laisser distraire suppose dans l'esprit un besoin continuel de changement qui est un obstacle à la puissance de l'attention.

Concluons : chez la femme l'attention est moins

ferme, moins persistante que chez l'homme ; — la nature de la perception idéale et de la perception empirique lui crée une sagacité intellectuelle différente de la nôtre ; — ajoutons que cette sagacité, tournée surtout vers la jouissance physique ou morale, se trouve par cela même moins étendue que dans notre sexe ; — enfin que le jugement présente chez elle des caractères spéciaux, et qu'il est en général moins sûr et moins profond que celui de l'homme. Son esprit n'embrasse pas, comme le nôtre, dans l'examen d'un objet cette multiplicité de détails qui donne à nos idées la vérité et la profondeur ; il s'attache souvent aux dehors qui frappent les sens ; il goûte mieux qu'il ne perçoit, il sent plutôt qu'il ne comprend, il imagine plus souvent qu'il ne raisonne.

## § III.

### De l'abstraction ou généralisation.

Les caractères du jugement déterminés, on peut en déduire la nature de la faculté généralisante : cette faculté n'est au fond que le jugement développé s'exerçant sur des rapports déjà obtenus. Or, si ces rapports ne portent que sur les qualités sensibles, les apparences et non sur les qualités essentielles des choses, il arrivera que la généralisation sera factice. Et puis songez à la patience que nécessite une déduction sérieuse, à l'étendue de perception qu'elle exige, vous sentirez que l'intelligence de la femme est peu faite pour ce genre de travail. Non pas qu'elle soit incapable de généraliser, mais son esprit, peu propre aux abstractions, est prompt à préjuger de l'ensemble sur la connaissance de certains détails ; enfin il n'est pas doué de cette haute capacité qui consiste à embrasser beaucoup de choses dans une même formule. Ainsi les femmes ont réussi dans la littérature (par exception toutefois), en poésie surtout, parce qu'elles sont généreuses et bonnes ; quand elles savent manier la langue, elles nous dépassent généralement en grâce, en finesse ; mais ont-elles jamais abordé l'histoire (j'entends la véritable histoire qui implique la connaissance des arts, des sciences et des idiomes, qui ressuscite les hommes, enchaîne les événements, en trouve la signification et les causes, l'histoire enfin qui est la plus haute expression d'une vaste intelligence) ? ont-elles jamais touché aux mathématiques qui sont le domaine exclusif de l'abstraction ? ont-elles jamais touché aux sciences physiques et naturelles où l'expérimentation exige tant de sagacité et de patience, où la classification demande des connaissances étendues, une méthode, des procédés réfléchis ?

## § IV.

### De l'induction.

Et pourtant la femme généralise, la femme raisonne ; comme nous, elle va de l'effet à la cause, d'une cause secondaire à une cause plus générale, elle arrive enfin à l'idée de Dieu, mais par une route différente de la nôtre.

L'oiseau bâtit son nid, l'abeille construit sa cellule, l'araignée tisse sa toile avec une symétrie qui défie le compas. L'homme a moins de sûreté dans la main, moins de justesse dans le coup d'œil. Pourquoi ? Parce que l'instinct qui conduit l'animal est un guide infaillible. L'instinct serait-il donc supérieur à la raison ? Non, car il s'ignore : l'oiseau, l'abeille, l'araignée agissent aveuglément ; ils tendent sans s'en rendre compte vers un but qu'ils n'apprécient pas. L'homme au contraire a conscience de sa raison, il s'observe, se juge, arrive par des moyens réfléchis au but qu'il s'est proposé d'atteindre et jouit de sa conquête, parce qu'il en sent le prix.

Il y a quelque chose d'instinctif dans la raison de la femme, c'est-à-dire que son intelligence fonctionne, non pas au hasard, mais souvent à son insu. L'homme, au contraire, discute ses procédés, examine sa logique et marche toujours guidé par le flambeau de la réflexion ; il avance avec lenteur, mais sûrement, la femme procède avec plus de rapidité peut-être, mais aussi avec plus de chances d'erreur ; c'est pourquoi, arrivé au but, l'homme peut rendre compte de la route qu'il a suivie, vérifier sa méthode, et, en se démontrant à lui-même l'exactitude du résultat, enseigner aux autres sa découverte ; la femme, arrivée au même but, sans trop savoir comment, si vous la pressez trop longtemps de *pourquoi*, vous répondra définitivement : *Parce que !... ;* privée de cette conscience psychologique qui observe et surveille la marche et le progrès des idées, la démonstration lui devient à peu près impossible, l'enseignement lui présente des difficultés qu'il n'a pas pour nous. Ainsi l'homme discute et prouve, la femme affirme sans prouver autrement que par son affirmation ; l'homme réfléchit et calcule, la femme procède plus rapidement ; l'homme se rend compte de sa logique, la femme la suit d'instinct ; l'homme comprend, la femme voit ; la raison chez elle est une sorte d'intuition : elle devine ce que nous savons.

Mais au fond il y a une conséquence énorme, c'est que la réflexion est la source du perfectionnement moral, la condition de tout progrès. L'oiseau et l'insecte ne réformeront jamais leur architecture, parce qu'ils ne la raisonnent pas. D'où il suit que l'intelligence de l'homme est par sa nature susceptible d'un progrès indéfini, et que la femme est destinée à suivre de loin les phases de ce progrès.

L'idée qu'elle se fait de la Divinité est également caractéristique : « Je vous assure, me disait une dame distinguée, que jamais je n'ai pu ni approuver ni comprendre ces essais de philosophie religieuse qui prétendent substituer au Dieu que nous servons un être vaporeux et chimérique qui m'échappe. —Cela ne me surprend pas, répondis-je, l'infini pour vous n'est qu'un mot, l'absolu une énigme : ce sont là des abstractions qui ne vous satisferont jamais. Au contraire, quand on vous parlera d'un Dieu, Providence, juste et bon, d'un père miséricordieux, ces choses-là arriveront à votre esprit par votre cœur.—Certes ; mais il me semble aussi qu'un philosophe doit être embarrassé de son Dieu. Quelle ligne de conduite tiendra-t-il avec cet être étrange, impassible ? quel culte lui adressera-il ? quel langage emploiera-t-il avec lui ?— Le philosophe vous répondrait peut-être que le vrai culte consiste dans l'étude, la prière dans la méditation. — Ah bah ! me répliqua-t-on avec un accent qui comportait autant de sérieux que d'ironie, l'esprit comprend, le cœur seul, le cœur prie. Allez, vos savants ne savent pas prier : leur Dieu est une idole de marbre, la nôtre au moins est vivante. » Chez la femme, en effet, l'idée de Dieu, quoique métaphysique, emprunte à la sensibilité si vive dont elle est douée un reflet sentimental qu'elle n'a pas au même degré chez l'homme. C'est un trait important à signaler et à retenir dans l'étude de l'intelligence féminine : pour la femme l'existence de Dieu est un besoin moral, pour l'homme une nécessité rationnelle.

La pente du sujet m'amène à rapprocher deux êtres qui ont entre eux plus d'un rapport : la femme et l'enfant. Dans le premier âge, la frêle organisation de l'homme le rend très-impressionnable aux influences du dehors ; la sensation, qui doit servir de point de départ au développement de l'intelligence, s'exerce alors avec beaucoup de vivacité. De même pour le moral : l'enfant est passionné, violent; il a des élans de tendresse, de haine et de générosité; il rit aussi facilement qu'il pleure, c'est une organisation nerveuse jointe à une âme sensible. La femme a la passion, la délicatesse, l'impressionnabilité de l'enfant; elle en a perdu la naïveté, elle en a conservé la grâce et l'obstination. Mettez un tout petit enfant en présence d'un objet qui flatte sa vue : il le demandera avec une persistance proportionnée à vos refus : dans cette âme neuve les impressions sont vives et les désirs qui en naissent violents. L'âge arrive : la fraîcheur et la vivacité des premières impressions s'effacent, les désirs souvent rebutés languissent, la raison se développe, l'obstination s'affaiblit. Mais supposez que cette vivacité d'impression, cette puissance de sensibilité persistent (et c'est ce qui arrive chez la femme) : l'ardeur des désirs subsistera toujours et avec elle l'obstination. Ajoutez que l'intelligence pure, la raison se trouve entravée dans son développement par cette sensibilité exaltée, et vous sentirez que les désirs de la femme, soustraits à l'influence régulatrice de la raison, devront chez elle comme chez l'enfant se donner libre carrière. A l'obstination sensible, elle joint l'obstination intellectuelle : si une illusion la flatte, elle s'y attache passionnément en s'efforçant à tout prix de la revêtir d'une apparence de réalité. Comme l'enfant, la femme est obstinée, parce que chez l'un et chez l'autre la sensibilité est vive et l'intelligence peu développée ou dominée par la sensibilité: or, il arrive souvent que cette obstination devient une mutinerie charmante, une grâce nouvelle qui s'ajoute à toutes les grâces de la femme.

Ceci n'est pas une flatterie: un portrait n'est estimable qu'autant qu'il est exact, et il me paraît imprudent de vouloir corriger la nature. J'ai vu parfois des peintres embellir à leur désavantage certaines physionomies en exagérant un trait agréable pour supprimer un linéament voisin, moins régulier: pure maladresse, le linéament supprimé servait de contraste.

Une objection se présente: vous refusez à la femme, nous dit-on, la netteté et l'étendue de la perception que vous reportez à l'homme, comment alors expliquez-vous cette facilité d'expression qui la distingue? — J'en conviens, la femme a le don de la parole, et je connais un docteur, homme de science et d'esprit, qui accuse notre sexe d'avoir voulu dissimuler la supériorité des femmes, en donnant à leur éloquence naturelle le nom méprisant de *caquet*. Mais qu'est-ce que l'éloquence (j'admets avec M. de Bonald que l'homme parle sa pensée et qu'il pense sa parole)? c'est un esprit plein d'une grande idée, un cœur agité d'un puissant sentiment, parfois cela tout ensemble. Or, est-il étonnant que la femme, qui sent si vivement, parle avec aisance? Les gens les plus inhabiles dans l'art de la parole trouvent souvent, à leur propre étonnement, des torrents de mots lorsqu'un sentiment violent les saisit ; la colère, l'indignation ou l'amour inspirent bien les plus ignorants. *Pectus est quod disertos facit.* D'ailleurs, pour tout ce qui touche les qualités sensibles des objets ou le côté sentimental des idées, nous n'avons pas entendu refuser la netteté ou l'étendue de la perception à la femme.

Nous disions donc que les caractères de l'intelligence chez la femme la présentent comme douée d'un jugement moins sûr, d'une raison moins profonde que l'homme. Pourtant, bon nombre d'auteurs, et des plus compétents, accordent à la femme une véritable supériorité morale (1) et pensent que la culture intellectuelle répartie d'une manière égale entre les deux sexes donnerait, sinon de plus beaux résultats chez la femme que chez l'homme, du moins des résultats équivalents chez l'un et chez l'autre. — Je ne nie point les influences de tout genre qui peuvent modifier le tempérament de la femme, influences dues à l'éducation, aux habitudes, aux mœurs, influences climatériques, religieuses... etc. ; j'ai déjà dit qu'il en peut résulter une véritable supériorité pour la femme ; mais c'est une exception, et elle n'obtient cet avantage que sur des hommes dégénérés.

La culture, dites-vous, peut amener l'intelligence féminine au même point que la nôtre. — J'admets encore l'influence de l'éducation sur le développe-

(1) V. *L'Esprit des Bêtes, l'Ornithologie passionnelle*, etc.

ment intellectuel de la femme, comme sur le développement de la sensibilité; mais aussi je crois qu'en dépit de cette influence, l'imagination dominera toujours chez elle et nuira à l'exactitude et à la puissance de la pensée. Je suppose néanmoins que vous ayez réussi à opérer ce développement intellectuel sur un certain nombre de sujets choisis, où est l'avantage que vous prétendez avoir obtenu? Car ce développement ne constituera un avantage qu'autant qu'il profitera soit à l'individu, soit à la société. Je vois bien qu'alors la femme aura subi une transformation qui la rapprochera de l'homme sous le rapport intellectuel.—Conséquemment, dites-vous, elle sera élevée à un degré supérieur, c'est ce perfectionnement que nous avions pour but.—Ce perfectionnement n'en est pas un: car la modification qui en résulte s'est accomplie aux dépens de l'excessive sensibilité de la femme. Le gain ne compense pas la perte: la femme sacrifie ses avantages les plus certains pour aller à la conquête d'une supériorité intellectuelle qu'elle n'obtiendra jamais; elle les sacrifie, car la culture à laquelle vous la soumettez, développera chez elle l'orgueil, affaiblira le sentiment de la maternité, lui créera des besoins factices, lui donnera des aspirations peu conformes à sa nature. Ce n'est pas une théorie que j'expose, c'est un fait que je constate. Souvent n'avez-vous pas vu chez nos savantes, nos précieuses du XIXe siècle, au lieu d'une femme douce, aimante, dévouée, un être chagrin, égoïste, vaniteux, révolté de sa faiblesse physique, enivré d'une supériorité contestable, se plaignant des servitudes que lui imposent les hommes et la nature, raffolant du bruit du monde, maudissant la solitude, le calme du foyer? Ce développement, qui n'est pas un avantage pour l'individu, constitue un sérieux danger pour la société. « Croyez-moi, mère judicieuse, ne faites point de votre fille un honnête homme, comme pour donner un démenti à la nature : faites-en une honnête femme, et soyez sûre qu'elle en vaudra mieux pour elle et pour nous (1). » Femmes, n'écoutez pas ces charlatans flatteurs qui vous vendent si cher le bel esprit. Hélas! MM. les philanthropes avec vos prétendus perfectionnements, vous avez tué la mère et l'épouse dans la femme. Permettez-moi de vous renvoyer à Molière (2) que vous devriez mieux goûter, et soyez assurés que les fruits mûris dans vos serres n'auront jamais le parfum qui leur vient en plein air dans le climat où la nature les a placés. — Bref, vous voulez la femme ignorante, stupide? — Non, mais ornez son intelligence sans nuire à son cœur.

(1) Emile, livre V.

(2) Il n'est pas bien honnête et pour beaucoup de causes
Qu'une femme étudie et sache tant de choses :
Former aux bonnes mœurs l'esprit de ses enfans,
Faire aller son ménage, avoir l'œil sur ses gens,
Et régler la dépense avec économie,
Doit être son étude et sa philosophie. *(Femm. sav.)*

## § V.

### Du sens moral chez la femme.

De tous les animaux l'homme seul est moral, c'est-à-dire qu'il possède la notion du Bien et du Mal. Mais comment arrive-t-il à cette notion ? L'homme qui s'étudie se voit placé dans l'univers comme un rouage dans une vaste machine, il sent qu'il concourt à l'harmonie générale, il en conclut qu'il doit tendre vers un but, c'est le Bien. Précisons cette expression vague : Dieu nous a créés avec certaines tendances (appétits, instincts, sentiments), et c'est en leur obéissant que nous remplissons notre devoir, que nous accomplissons le bien (1). Mais toutes ces tendances veulent être tenues en équilibre ; l'excès de faveur accordé à l'une d'elles gênerait la satisfaction des autres et dépraverait notre nature en la mutilant : l'appétit exagéré devient débauche et ivrognerie, l'instinct mène à l'abrutissement, à chaque sentiment correspond un vice. Au point de vue moral, la raison est donc la faculté qui nous enseigne jusqu'à quel point nous devons obéir à nos penchants et comment

(1) Ce fut dans le principe la morale d'Epicure ; certes elle n'est pas aussi monstrueuse qu'on l'a tant répété, sur la foi de quelques disciples de ce philosophe qui transmirent à la postérité sa doctrine altérée. Epicure plaçait la pratique du bien dans la recherche du plaisir, mais il faut ajouter qu'il plaçait le bonheur dans la vertu.

il faut les tenir en équilibre. Voilà pour la morale individuelle ; il y a encore la morale sociale dont le premier précepte est l'obéissance aux lois.

Nous avons tous la notion du Bien et du Mal, mais une notion générale qui s'applique à des cas nettement caractérisés et qui peut tomber en défaut dans d'autres cas plus complexes. Cette notion, quoique universelle, peut et doit revêtir chez chaque individu des nuances en rapport avec son tempérament et les influences générales qu'il subit. Ce qui est vrai de l'individu peut s'appliquer à la masse : chaque système de philosophie, chaque système de politique a eu son système de morale. Cependant sous cette diversité il y a un fond commun qui sert de terrain de ralliement à toutes les intelligences. D'où vient cette unité dans la variété ? De ce que la raison humaine est une, mais servie par des individus qui ont leur personnalité.

Les causes de cette diversité sont nombreuses ; citons parmi les principales—l'influence de l'éducation : il est clair que la culture développe la raison, fortifie le sens moral, l'épure et l'élève au-dessus de l'intérêt personnel. —Il y a encore l'influence du tempérament : chez un individu passionné la violence des sentiments est capable de maîtriser les plus fermes résolutions et d'étouffer la voix puissante de la raison. Pour compléter cette énumération, il faudrait examiner et peser l'influence des habitudes, du climat, des idées religieuses, du milieu social, etc., etc.

Mais il nous suffit d'avoir établi que la responsabilité n'est et ne peut être la même chez tous les individus, qu'elle varie dans ses degrés presque à l'infini, et qu'on l'apprécie en général par la nature de l'éducation, du tempérament..., etc.

Or, le tempérament, l'éducation, les habitudes, les idées religieuses de la femme supposent une moralité différente de la nôtre. Son impressionnabilité, sa sympathie impliquent des conséquences morales de la plus haute portée. Chez elle, les actes sont presque toujours inspirés par la passion ; les mobiles les plus ordinaires de sa conduite sont la haine et l'amour : tout en elle se subordonne à ces deux sentiments ; aimer et haïr composent toute sa morale. Dès lors qu'un objet l'a séduite par quelque détail, elle s'ingénue à trouver des raisons de l'admirer partout. Ce n'est pas ici de la mauvaise foi, c'est l'instinct du sentiment, la logique de la passion. Elle se laisse donc entraîner par la haine, enthousiasmer par l'amour, et, sous l'empire de cet entraînement, il n'est rien qu'elle n'excuse ou qu'elle n'incrimine. Aussi la reconnaissance et la vengeance sont-elles extrêmes dans la nature de son tempérament.

Joignez à cette âme sensible, toujours inspirée, aiguillonnée, maîtrisée par la passion ; joignez, dis-je, une intelligence rarement développée par l'étude, dont la puissance est plutôt dans l'imagination que dans le raisonnement et qui n'a pas assez de force acquise ni de vigueur native pour s'opposer aux débordements de la passion, vous comprendrez ce que la moralité de la femme a de spécial, et vous sentirez que le degré de cette moralité est moins élevé que celui de l'homme.

Cette conclusion va soulever une désapprobation générale de la part des panégyristes de la femme. Hé quoi! me diront-ils, vous qui blâmez Platon du doute qu'il a émis, vous qui trouvez ridicule la question qu'on s'est posée après ce philosophe, si la femme avait une âme, et si cette âme était de même nature que celle de l'homme, vous retombez dans ces sortes de théories dont le bon sens suffit à faire justice. La moralité des femmes n'est pas au niveau de la nôtre ; ces pauvres êtres déshérités sont moins que nous responsables de leurs actes. Alors la sanction morale ne doit pas être la même pour les deux sexes. Soyez donc logique : établissez deux législations. Le Code qui punit l'homme n'est pas applicable à la femme : l'assassinat, quand c'est la main d'une femme qui tient le poignard n'est qu'un demi-assassinat, le vol qu'elle commet n'est pas tout à fait un vol ; votre générosité est moins qu'une insulte, c'est une absurdité.—J'ai blâmé Platon, parce qu'il me semble que la femme a une âme, et que cette âme est de même nature que la nôtre; mais je crois aussi que la nôtre est supérieure à celle de la femme. Elle est en général moins responsable que l'homme, parce qu'il est plus réfléchi, parce qu'il est doué d'une intelligence plus raisonnable, moins passionnée, et, par conséquent, d'un sens moral plus élevé, plus profond, plus vrai. Cependant cette supériorité ne constitue qu'une nuance. Je crois d'ailleurs que la sanction morale n'est et ne peut être d'une rigueur absolue, et, puisqu'elle varie avec les individus, qu'y a-t-il de choquant à admettre qu'elle varie pour chaque sexe, sinon dans l'essentiel au moins dans les détails ? Le même mensonge commis par vingt individus n'aura dans aucun cas la même gravité, et ce sera toujours, à quelque point de vue qu'on se place, un mensonge.

Mais la sanction morale regarde le législateur suprême qui se passe fort bien de nos petites appréciations. Il n'en est pas de même de la sanction légale qui regarde la société. La justice de Dieu se charge de la première partie du problème, comment la justice humaine résoudra-t-elle la seconde ? Comment la loi s'y prendra-t-elle pour mesurer exactement la peine au degré de moralité, c'est-à-dire de culpabilité de l'accusé? Nos législateurs modernes, qui ont admis dans certains cas en faveur du coupable le bénéfice des circonstances atténuantes, ont senti cette immense difficulté, et ont laissé, dans l'application de la peine, quelque chose à l'appréciation des juges. La difficulté, dis-je, a été constatée; on a reconnu que le même crime ne réclamait pas toujours la même punition. C'est un remède à la rigueur absolue de la loi, rigueur injuste et déplorable, mais ce remède n'est que palliatif. D'ailleurs est-il possible que la loi parvienne à cet idéal de souveraine justice que nous rêvons; qu'elle se plie à cette infinie variété de circonstances qui entourent le crime ou le délit pour en modifier la nature, qu'elle sonde enfin l'intention?

Les anciens mettaient à la Justice un bandeau sur les yeux, un glaive dans la main: elle devait frapper aveuglément le coupable, sans distinction, mais aussi sans faiblesse. Ignoraient-ils ce qu'une telle rigueur peut avoir de brutal et d'injuste? Non; mais convaincus qu'une législation parfaite pouvait seule remédier à cette rigueur, ils craignaient qu'une vaine tentative de réforme ne produisît plus d'abus que de profit.

Concluons: quoique la femme soit d'une moralité différente de celle de l'homme, et que cette différence réclame à la rigueur une sanction morale et légale particulière à chaque sexe, il ne faut pas en inférer qu'on doive et surtout qu'on puisse établir deux législations, enfin que la même loi qui punit l'homme soit inapplicable à la femme : car les nuances si délicates qui séparent la moralité dans les deux sexes ne sont pas assez marquées pour motiver l'établissement de deux législations, et présenteront toujours des difficultés insurmontables au jurisconsulte qui en voudra tenir compte. Et pourtant, faut-il l'avouer, il me répugne de voir dans la plupart des cas la peine de mort appliquée à la femme? Est-ce un sentiment de pitié ou de justice? Peut-être est-ce cela tout ensemble.

Voici mes lecteurs qui réclament une conclusion : c'est justice. « Vous avez, me dit-on, prononcé à plusieurs reprises les mots d'infériorité et de supériorité dans le parallèle des sexes, mais c'est tantôt à l'un, tantôt à l'autre que la palme a été adjugée. Résumez-vous, pesez les raisons, décidez et dites-nous enfin si la femme est égale, supérieure ou inférieure à l'homme. » — L'homme est supérieur, je crois ; mais entendons-nous bien : il tient cette supériorité même de la femme sans laquelle il serait incomplet. Dans un appareil on distingue les organes et on apprécie le rôle de chacun d'eux par comparaison : celui-ci commande celui-là, l'un donne l'impulsion à l'autre ; cependant ils sont tous essentiels et à ce titre égaux. Je me range donc à l'avis de Jean-Jacques qui trouve beaucoup de vanité dans ces disputes sur la préférence ou l'égalité des sexes : « Comme si chacun, allant aux fins de la nature selon sa destination particulière, n'était pas plus parfait en cela que s'il ressemblait davantage à l'autre (1). »

C'est au sein de la solitude que seul avec mes souvenirs et mes réflexions, j'ai écrit ces pages. Malgré les nombreuses difficultés que j'ai rencontrées dans cette étude et que je n'ai pu résoudre à mon gré, j'y ai trouvé à la fois profit et plaisir : profit en arrêtant mon esprit sur des questions importantes qui m'ont

(1) Emile, livre V.

sollicité à la méditation, plaisir en m'abandonnant à la contemplation de la femme que Dieu a créée pour nous séduire et dont il a fait le complément de nous-même, la compagne de notre existence, le charme de notre vie, la consolation de nos douleurs.

FIN.

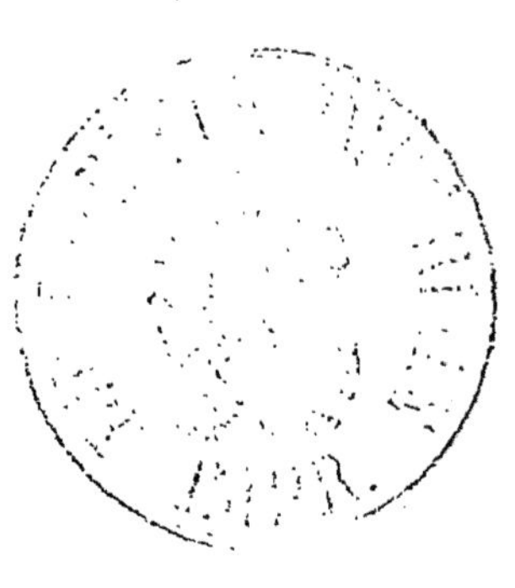

# TABLE.

CHAPITRE VII.

**De l'imagination chez la femme.**



CHAPITRE VIII.

**De l'intelligence chez la femme.**



735.—Caen, typ. Goussiaume de Laporte.

Delaunay de Fontenay.

www.ingramcontent.com/pod-product-compliance
Ingram Content Group UK Ltd.
Pitfield, Milton Keynes, MK11 3LW, UK
UKHW021055270726
13967UKWH00012B/1495